U0332988

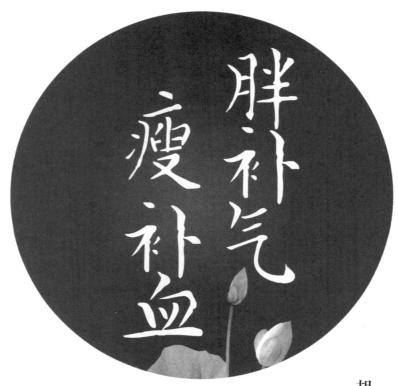

胖补气 瘦补血

胡维勤 著

北京联合出版公司
Beijing United Publishing Co.,Ltd.

图书在版编目（CIP）数据

胖补气　瘦补血：升级版 / 胡维勤著. —— 北京 :北京联合出版公司, 2019.11（2024.6重印）
ISBN 978-7-5596-0462-0

Ⅰ.①胖… Ⅱ.①胡… Ⅲ.①补气(中医)②补血 Ⅳ.①R243②R254.2

中国版本图书馆CIP数据核字(2017)第125901号

胖补气　瘦补血：升级版

著　　者：胡维勤
责任编辑：郑晓斌　徐秀琴
封面设计：平　平
装帧设计：季　群

北京联合出版公司出版
（北京市西城区德外大街83号楼9层　100088）
北京联合天畅文化传播公司发行
北京天宇万达印刷有限公司印刷　新华书店经销
字数200千字　710毫米×1000毫米　1/16　15.75印张
2019年11月第1版　2024年6月第3次印刷
ISBN 978-7-5596-0462-0
定价：39.80元

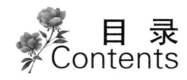

目 录
Contents

第十二章　十大补血食物

第一章

气血平衡是健康的根本

2

　　在中南海，我前后为三位老首长做过保健医生，他们都很长寿。最长的一位活了92岁，最短的一位也活了87岁。在这些德高望重的人身边工作，我体会最深的就是：天地要阴阳和谐，人体要气血平衡。

　　天地要阴阳和谐，才会风调雨顺，五谷丰登；人体要气血平衡，才会精神抖擞，百病不侵。如果天地阴阳不调，不是洪涝，就是干旱，庄稼没有收成，灾民遍野，社会根本就不可能安定。如果身体内气血不平衡，一会儿心慌气短，一会儿肺上瘀血，整天胸口像压着一块大石头，喘不过气来，人怎么能健康呢。所以，是否健康最重要的就是看气血是否平衡。

第一节　人活一口气，养气就是养命

什么是气呢？

从中医角度来讲，人体的气有肝气、肺气、肾气、脾气、卫气、营气、宗气等。你听了一定头晕，就是学中医的人也糊涂。其实，气很简单，你只要记住一句话就可以了——

气，就是人体的动力。

汽车没有动力，就不能行驶；轮船没有动力，就不能航行；飞机没有动力，就不能在天上飞；人体没有动力，生命就会结束。人究竟活的是什么呢？人活的就是一口气。气是生命之本。古人说："气聚则生，气散则亡。"意思是说，气是生命的精髓。今天，老百姓形容某某人死了，常会说："某某昨天断气了。"断气实际上就是指人体的气散了，气散了，身体没有了动力，生命也就结束了。

将人比作一棵树，身体是树干和树叶，气就是树根。根深才能叶茂，气足才会命长。养气就是养根，我们将气养好了，养足了，身体才会硬朗、结实，才能百病不侵。如果根弱了，树干和树叶就会枯萎。这就是《难经》说的："气者，人之根本也，根绝则茎叶枯矣。"

在自然界中，风起云涌，风吹草动，都是气在运动。那么，身体内的气又是怎样一番情景呢？它起着什么样的作用呢？

首先，身体内的气具有人体发动机的功能。人的生长发育、脏腑的活动、血液的运行、津液的输布，都需要气的激发和推动。一个人如果气虚，生长发育就会迟缓，脏腑经络的功能就会减退，或血行滞缓，或水液不化，或津液不布，或痰湿内生。

其次，气具有人体空调机的功能。人的体温是恒定的，不能高也不能低。烈日炎炎，室外的温度已高达 40℃，人体的温度仍然维持在 36.5℃左右。天寒地冻，室外的温度已低于 –5℃时，人的体温还是维持在 36.5℃左右。人为什么能这样呢？就是因为身体里的气在运行。当外面的温度降低时，人体内的气就开始收敛、关闭，以便保持体温，这就是人一遇到寒冷就浑身起鸡皮疙瘩的原因；当外面的温度升高时，人体内的气便开始发散，将多余的热排出体外，这就是人遇热会出汗的原因。

气就是身体内的空调机，它可以把体温控制在一个适合脏腑功能发挥的范围内。但现在，很多人都借助体外的空调机，天热了，开冷风，天冷了，开热风。殊不知，体外的空调机用多了，体内空调机的功能就会减弱，所以，现在的人越来越容易发热，也越来越畏寒惧冷。

再次，气还具有人体稳压机的功能。人体内的脏腑器官时刻都在承受着地球的引力，按照物理学原理，它们随时随地都有下垂的可能。但为什么它们的位置能够保持相对稳定呢？这是因为气，气的运动在人体内产生的力量，能抵消地心引力，使脏腑器官保持平衡。不仅如此，气产生的力量还能够统率血液，防止其

4

溢于脉外，还可以控制和调节汗液、尿液、唾液的分布和排泄。如果一个人气虚，器官就容易下垂：脾胃之气虚弱，胃就容易下垂；肝气虚弱，肝就容易下垂；肾气虚弱，肾就容易下垂；中气不足，脾肾亏虚，子宫就容易下垂。

最后，气还具有人体能量转换机的功能。在大自然中，水能可以转化为电能，风能可以转化为热能。在人体中，能量也可以相互转化，肾水可以转化为肾气，血可以转化为汗，水谷可以转化为血……总之，身体内精、气、血、津、液的相互转化及新陈代谢都是靠气来实现的，我们称这一能量转化的过程为"气化"。人体气足，气化功能就强；人体气虚，气化功能就弱。

所以，气决定着一个人的健康。

我今年已经 75 岁了，接触过很多长寿的人。从他们身上我发现一个规律：他们体内的气都很足。我是怎么看出来的呢？听他们的声音。他们说话时底气十足，声音洪亮而绵长。我认识一位 102 岁高龄的寿星，每次和他谈长寿经，我都受益匪浅。老人走路稳健，精神抖擞，声音洪亮。他平时喜欢读书看报，经常把从报刊上看到的新闻、养生保健常识等读给村里的老人听，我发现他每次读报时都抑扬顿挫、底气十足。

所以说，声如洪钟的人一般都活得比较长，因为他们的底气足。底气足的人体内气的运动有力，气化功能强大，可以化邪、化湿、化寒、化毒、化脂、化瘤、祛百病。即使吃了一些有害物质，身体也能很快将它"气化"，代谢出体外。这就是人们常说的"正气内存，邪不可干"。相反，体内气虚，说话有气无力的人，一般身体都不太好，经常大病小病不断。这样的人，即使天天吃无毒无害的食品，也可能由于运化不良，残渣留存在体内，引起各种疾病。

有的人会说，既然气这么重要，那么是不是只要补气，就能保持健康的体魄，避免疾病的侵袭呢？于是，许多人盲目进补。听说补气佳品莫过于人参，他们就天天吃，日日补。结果，健康没找着，身体却"补"出了一堆毛病：头痛、烦躁不安、手足心发热、胸闷如堵、腹胀如鼓，等等。

实际上，这种盲目补气的做法是不正确的。气虽然是生命之本，但是又不能太过，过犹不及，这就是咱们中国的哲学和医学最智慧的地方。著名的中医大师朱丹溪曾说过："气有余便是火。"张景岳说："气不足便是寒。"

气大伤血，气太过了，血就会虚。常有病人问我，上火了，口腔溃疡，牙齿疼痛，咽喉干痛，身体感到燥热，大便干燥，应该吃什么药才能祛火。这个火，实际上就是我们身体内多余的气。气太过了，就形成了火，火太大了，就会催逼着血在身体内肆无忌惮地乱行。人不能太寒，也不能火大。有人一吃人参补气，鼻血就长流，就是因为他们的气本来就不缺，一补就补过了头。这样既伤了气又伤了血。过和不及，都不是长寿之道。

第二节　血是气之母，血足气就旺

　　人体虽然复杂，但最根本的东西只有两样：一是气，一是血。《黄帝内经》说："人之所有者，血与气耳。"气血是生命的根本，其他的东西都是围绕着这个根本运行的。

　　气是人体的动力，血是这个动力的源泉。如果我们将气比作汽车的动力，那么，血就是汽油。气和血一阳一阴，气无形而动，属阳，血有形而静，属阴；气有温煦推动的作用，血有营养滋润的作用；血的生成离不开气，气也不能离开血而独存。

　　中医有"血为气之母，气为血之帅"之说。血没有气的统率和推动，就无法到达身体需要的地方；气没有血作为基础，就会变成身体里的邪火。气虚，人就会疲乏无力、气短懒言、食欲不振、头晕目眩、面色苍白；血虚，人就会心悸失眠、形体消瘦、皮肤干燥、面色萎黄。

　　我常听到许多爱美的女性抱怨皮肤粗糙、松弛老化，长斑，掉发。她们对着镜子长吁短叹一番后，便将钱大把大把送进了美容院，结果换来的仅是短暂的美丽，过不了一个星期，皮肤又恢复原状了。其实，这些症状都是气血失衡引起的。气血失衡，气不能将血液送到皮肤，皮肤缺少营养物质的滋养，当然就会粗糙、松弛、老化；气血失衡，血就会停留在皮肤表面，形成色素，积淀在哪里，哪里就成了斑。斑是什么？斑就是气滞血瘀的标志。发为血之余，气血失衡，头发自然会脱落。因此，真正的美容应该从调理气血开始。一个人只要气血平衡了，面色就会白里透红，神清气爽，吃得下，排得出，睡得香，浑身上下充满活力，无病无痛，既健康又美丽。

气血失衡有以下几种情况：

1. 气滞血瘀。人体内的气是不断运动的，气升气降、气出气入，血液的流动、能量的转化、汗液的流出、大小便的排泄……这一切都依赖气的运动。然而，一天，气的运动在身体的某个地方突然停滞了下来，接着，血液的流动也随之停滞了下来……这就是气滞血瘀。通则不痛，痛则不通。气滞血瘀出现在哪里，哪里就会出现疾病。气滞血瘀出现在心脏，人就会心慌、胸闷、心绞痛，最后患上心脏病。气滞血瘀出现在肺上，人就会呼吸困难，患上哮喘、肺炎或肺结核。气滞血瘀出现在胰腺上，人就会血糖升高，患上糖尿病。气滞血瘀出现在肝上，人就会脾气急躁，患上肝炎、肝硬化或肝癌。气滞血瘀出现在胃上，人就会胃酸、胃痛，患上胃炎、胃溃疡或胃癌。气滞血瘀出现在脑部，大脑供血不足，轻则头晕目眩、记忆力下降，重则会患上脑溢血、脑血栓、脑梗死、脑萎缩或阿尔茨海默病。正如《黄帝内经》所说："气血不和，百病乃变化而生。"

2. 气不摄血。气是血的统帅，统帅孔武有力，血就会一切行动听指挥。一旦统帅的力量减弱了，血就会擅自做主，溢出脉外，这时人便会出现吐血、便血、崩漏、皮下瘀斑等情况。

3. 气虚血瘀。人体的气并不虚弱，却被堵住了，这样的情况称为气滞。人体的气虚弱，无力推动血液的运行，这样导致的血瘀，叫气虚血瘀。气虚血瘀兼有气虚和血瘀之象，常常会引起胸腹疼痛和突然中风。

4. 气随血脱。气血相互依存，当血液大量流失时，气无所依，便会随之外脱。气脱阳亡，这时人就会脸色苍白、手足冰冷、大汗淋漓，严重者则会当场昏迷。

5. 气血两虚。气虚血也虚，这种情况多由久病不愈耗伤气血引起，此时的人弱不禁风，面色淡白或萎黄，常常头晕目眩、心悸失眠。

总之，气与血就像一对夫妻，一阳一阴，谁也离不开谁，二者和谐，身体就会平安，它们一闹矛盾，人就会坐立不安。

第三节　气血越平衡，人的寿命就越长

　　一棵树，最重要的是根。树叶枯黄了，从上面很难找出原因，将目光下移，一看树根，是水浇多了，还是旱了，是生虫了，还是该松土了，看一眼就会明白。

　　一个人，最重要的是气血，身体某个部位不舒服了，眼睛不能只盯着这个部位，应从气血去寻找原因。气血一平衡，疼痛自然会消失。如果头痛医头、脚痛医脚，不从气血这个根本入手，恐怕你只能全身上下疲于奔命地治疗了。为什么呢？因为气血是流动的，疾病也是会移动的。

　　我时常将身体比喻为一个桶，将疾病比喻为桶里的水，将气血比喻为组成这只桶的几块木板。从生到死，疾病一直都潜伏在我们的身体里，就像桶里的水一样。我们要做的就是让疾病一直潜伏，不要流淌出来。长寿者之所以活得长，是因为他的水桶可以装很多水；夭折者之所以活得短，是因为他桶里的水只装了很少的一点儿。请大家注意：

　　水桶能装多少水，不是由最长的那块木板决定的，而是取决于最短的那块木板。

一个人能活多久，不是由身体最强的那一部分决定的，而是取决于身体最弱的那一部分。

一位 60 多岁的演员，在北大医院住院已经 3 个多月了。请我去时，他的病已经很重了。开始时，他只是吃饭时经常咬到舌头，后来就发展为两臂举不过头。医院诊断为重症肌无力。我见到这位演员时，他已被病魔折磨得不成人形了。只见他眼睑下垂，浑身无力地坐在病床上，说话非常吃力，我几乎听不清他说的内容。他的夫人一边将体检报告递给我，一边说："胡教授，你看看吧，他的心脏很好，医生说凭他的心脏再活 50 年也没问题；你看看他的血压，也非常正常。"我认真地看完体检报告，没错，这位演员的许多指标非常好，甚至很多年轻人都无法达到，但遗憾的是，决定身体是否健康的不是那些好的指标，而是其中最坏的那一个指标。我替演员把了一下脉，很明显，这位演员的脾胃已严重虚损，胸中的大气已开始下陷。脾胃为后天之本、气血化生之源，脾胃受损，气血就会严重失衡；气血失衡，体内那几块木板就会长短不齐；木板长短不齐，水就会从短板处流出。结果，不幸被我言中，没过多久，我就听说这位演员去世了。

一个人身体的 99% 都很好，只要 1% 出现了问题，而且问题很严重，那么，他的身体就会由最差的这 1% 来决定。身体的好坏不取决于你好的部分有多好，而是取决于你差的部分有多差。所以，养生的宗旨就是寻求身体的平衡，而身体平衡的关键就是气血的平衡。气血一平衡，身体好的部分虽然不是很突出了，但差的部分却会好起来。这样，你的短板就变长了。

我行医几十年，遇到过形形色色的病人，有一些身强力壮的病人，表面看上去他们的身体都很好，没有什么问题，一把脉，一看舌头，就发现他们的气血极不平衡。这类人一般都是阳盛阴虚型。有一位病人，50来岁，肌肉发达，精神旺盛，他说自己游泳一次能游2000米，打篮球可以从头到尾不下场，按理说，这样的人身体应该非常健康了吧！其实不然，因为我们看见的这些都是他身体中的长板，他身体中的那块短板你还没看到。果然，一摸脉，我就发现他的身体内阴虚火旺，一问才知，他患糖尿病已经3年了，听说我在糖尿病的调理上有一些经验，所以来找我看一看。原来他的短板在胰腺上，如果不想办法将他的短板加长，那么他的寿命也就可想而知了。

我们周围经常会有这样的人，他们看起来身体强健，某一天却突然患病，被送进医院，没几天便离开了人世。而有些人，经常往医院跑，好像周身都是病，却活得很长。其原因，就是前者的长板很长，短板很短；而后者的长板不长，短板也不短。身体均衡了，自然也就长寿了。

天地阴阳和谐了，各行各业就开始兴旺起来；人体气血平衡了，各种疾病就会慢慢好起来。心脏的气血逐渐平衡了，三天两头的心慌、心悸、憋闷，就会渐渐消失，心脏病就会慢慢好起来；肠胃的气血逐渐平衡了，肠炎、胃溃疡等疾病也会慢慢好起来；肝脏的气血平衡了，肝病就会逐渐好转……

所以，气血是养生的中心，平衡是气血的宗旨。将气血调得平衡，体弱的人可以长寿；气血如果失衡，身壮如牛的硬汉也可能一夜暴死。

12

第二章

一分钟就可以判断自己

的气血水平

一天，一个老干部活动中心请我去讲养生。课间休息时，一位胖胖的听众走上前来问："胡教授，你说气血平衡是长寿之本，讲得太好了，不过，我们普通人怎么知道自己的气血是否平衡呢？你给我摸摸脉，看我的气血如何？"

我说："不用摸脉，你一定是气虚！"

他很惊讶地问我："你不摸脉，怎么知道我气虚呢？"

我说："气血严重失衡的人，一眼就可以看出来，不需要摸脉，这个方法也很简单，我一分钟就可以教会你。"于是，我就向他介绍了一分钟判断气血平衡法。

首先，你要弄清楚自己的体重（千克）和身高（米）。

然后，用体重（千克），除以身高（米）的平方，这样就会得到一个数，这个数叫体重指数，计算公式为：

体重指数 = 体重（千克）÷ 身高（米）的平方

如果体重指数在 18.5 ～ 25 之间，那么，你的气血就是平衡的。如果体重指数超过了 25，你就有点气虚了；如果超过了 30，那你就严重气虚了。如果体重指数低于 18.5，那你一定是血虚了。

第一节　气不足则胖，血不足则瘦

　　人的体重与气血有着直接的关系，人为什么会胖呢？有人说胖是因为吃得太多，营养过剩。这话有点儿道理，但又不全面。我们周围有很多这样的人，他们吃得比谁都多，可是人却很瘦，还有一些人，吃得很少，照样很胖，按照他们的说法，就是"喝凉水都长肉"。

　　人之所以胖，是因为气虚。气虚之后，人体内气的运动就没有了力量，气化功能就弱了下来。气化功能一弱，脂肪和其他杂质就不能正常被代谢出体外，于是，人就胖了起来。要具体说清这个问题，就需要了解气在各个脏腑中的功能。人吃了一顿饭之后，胃气会对其进行消化，脾气会将消化后最精微的物质上传给肝，化生成血液，再输入心脏，而将其废弃物向下传给大肠，转化成粪便排出。

　　脾胃是人体内食物能量转化最重要的工厂，中医说它们是后天之本。在脾胃这座工厂里，运转的动力就是脾胃之气，也就是人们说的中气。《黄帝内经》说"有胃气则生，无胃气则死"，可见这个脾胃之气的重要性了。

　　心脏接收脾气上传的精微物质之后，会将它们溶进血液，并输送至全身，而推动心脏运转的动力就是心脏之气。

肺吸入了新鲜空气之后，会将氧气下输给心脏，并由心脏溶进血液，而推动肺运转的动力就是肺气。

除此之外，人体内还有元气、卫气和营气等，它们共同推动着身体内能量的转化和新陈代谢。

一个气血平衡的人，身体内气的运动是充分的。该吸收的营养物质吸收了，该排泄的排泄了，该气化的气化掉了，他的身体就会不胖不瘦。一个气虚之人，身体内气的运动不充分，进餐之后，该吸收的营养物质没吸收，该排泄的没排泄，该气化的没气化掉，结果，这些没有被气化掉的物质就被转化成脂肪，堆积起来。脂肪是什么？脂肪就是体内没有被气化掉的垃圾。

肝上没被气化掉的垃圾叫脂肪肝。

血管里没有被气化掉的垃圾叫高血脂。

肚皮上没有被气化掉的垃圾叫小肚腩。

所以，气虚才是肥胖真正的原因。肥胖则是判断一个人气虚最明显的指征。

那么，人又为什么会瘦呢？有人说，瘦是因为吃得少，营养不良。这话也有点儿道理，但还是不全面。的确，许多瘦人都是自己饿瘦的，但还有很多瘦人吃得很多，就是不长肉。人之所以瘦，是因为血虚。血虚，火就旺。火是什么？火就是多余的气。瘦人身体内的气太多了，太足了，大大超出了正常的范围。这就像一个车轮子，正常的运转是每分钟 60 圈。气虚了，动力不足，车轮子每分钟只能转 30 圈，这样一来就堆积了脂肪。气太多，动力太大了，车轮子每分钟转了 120 圈，不仅将该气化的气化掉了，而且把不该气化的也气化掉了，瘦人整个人体的新陈代谢都呈现出了病理性的亢进状态，所以，他们血虚多火。

血虚是消瘦真正的原因。消瘦则是判断一个人血虚最明显的指征。

太胖和太瘦的人都不会长寿，因为他们气血失衡。有人说："胡教授，人们不是常说'千金难买老来瘦'吗？为什么你说瘦人不会长寿呢？"我要说的是，胖瘦都要有一个度，这个度就是体重指数在 18.5 ~ 25 之间，在这个区间里偏瘦或偏胖都可以，超越了这个度就要出问题。

太胖了，病就会找上门来，西方研究结果说，看一个人会不会患糖尿病、高血压和高胆固醇，只要量一量他的腰围就行了。男性腰围超过 100 厘米，女性超过 90 厘米，就很容易患上这类疾病。

同样，太瘦与太胖一样，都不健康。太瘦了，人就容易患上恶性肿瘤、甲亢、肝炎、肝硬化和慢性肠炎等疾病。

我接触的长寿老人都不胖不瘦，不胖表明他们的气不虚，不瘦表明他们的血不虚。气血不虚，和谐平衡，他们当然会健康长寿。

第二节　平衡气血的大思路：胖补气，瘦补血

气不足则会胖，血不足则会瘦，对于极胖和极瘦之人来说，平衡气血总的思路就六个字：胖补气，瘦补血。气血一平衡，胖人就会变瘦，瘦人就会变胖，身体的各种不适感就会自动消失。

经常有人问我："胡教授，你们中医治病真是神了，摸一摸脉，看几眼舌头，抓几把草药熬一熬，喝下去，就把病给治好了。您能给讲讲中医治病的秘诀吗？"遇到此类问题，我一般会这样回答："你弄错了，我们中医不治病，治病是西医的事，中医只调气血。"

中医看病叫调理，西医看病是治病。调理就是要让全身的气血平衡，而治病则是要把病情控制住。调理的方法是疏导；治病的方法是对抗。人什么部位不舒服了，中医首先要围绕气血来辨证，看身体是阴盛呢，还是阳盛；是寒证呢，还是热证；是表证呢，还是里证；是虚证呢，还是实证？然后，虚则补之，实则泻之；热则寒之，寒则热之，经过一番疏导调理之后，人的气血慢慢平衡了，疾病自然就好了。不仅如此，中医调理经常还会带来一些额外的惊喜。一位胖子本来是找中医减肥，那中医便以补气为主，几个月之后，不仅体重减轻了，令人没想到的是，他患了

七八年的脂肪肝也被调好了。一位瘦子的肝不好，他来找中医调肝，中医便给他补血，谁知几个月之后，他不仅肝好了，而且十几年的老胃病也消失了，人也胖了起来。病人那个高兴啊，比中了500万元大奖还知足。

我大学学的是西医，我知道西医那才叫治病。病人什么部位不舒服，去找西医，西医会说："去，拍个片子！"医生拿起片子仔细研究，没发现什么病理性变化时，只能开点儿维生素，让病人多休息两天。西医有很多长处，但也有自己的弱点。弱点之一就是，许多亚健康的问题，西医根本就检查不出来，而这却是我们中医的强项。

很多人总感觉身体不适，什么精力不济、食欲不振、疲劳无力、心慌气短、腰酸腿疼、急躁易怒、记忆力下降、头晕目眩、月经不调、失眠多梦，跑了很多医院，花了大把大把的钞票，也查不出是什么问题。最后来找中医，中医通过一些方法调理气血，没多长时间，病人所有的症状都没有了。这时如果西医去问："请问这位到底患的是什么病呢？"中医大夫只会说，他是气虚，或者血虚，而无法像西医那样准确地说出一个病名来。有一个笑话是这样讲的，说天上飞过来一群鸟，西医先要用望远镜仔细确定是什么鸟，然后再瞄准，砰的一声，枪响了，鸟落了下来。而中医上来就是一枪，砰的一声，鸟应声而落，别人问，打的什么鸟，中医说不知道。

我搞了几十年中医，体会最深的就是，不管黑猫白猫，抓住老鼠的就是好猫。病人才不会管那么多呢，只要身体调理好了，其他的都不重要了。说句大实话，中医要想跟西医比理论，那就好比是潘长江去跟姚明比身高。但如果要是比最后的疗效，恐怕就难分高低了。

说来也奇怪，现在我接待的病人基本上可以分为两类：一类是胖子；一类是瘦子。不胖不瘦的病人是越来越少了。

胖子来了，我便会给他一套补气的养生方案；瘦子来了，我便给他一套补血的养生方案。开始，一些病人不以为然，这个人说："胡教授，我是来找您治中风的，您怎么给我补气减肥呢？"另一个人说："胡教授，我是来治胃病的，您怎么给我补血呢？"我说："咱们先试试吧！何况这些东西都是食物，没有任何副作用。"几个星期后，情况就大不一样了——

这个人会说："胡教授，您的方法还真管用，我现在好多了。"

另一个人会说："胡教授，谢谢您了，我现在胃好受多了，您看，接着该怎么调理呢？"

的确，中医有时就这么简单，只要你明白自己身体内气血的虚实，有时候吃一段时间的大枣、木耳，人就会好转，根本不需要开附子、干姜、人参和当归。最关键的就是要牢记这个六字原则：胖补气，瘦补血。

第三章

气有四虚，人有四胖

气不足则胖，气不足的原因有四种，因而胖子可以分为四类。

胖人气虚，为什么会气虚呢？原因不外乎四种：一是气虚，二是阳虚，三是痰湿，四是湿热。

气虚，就是说，这个人身体内的气本来就不足，气化功能弱，不能气化掉身体内的脂肪，古人给这类胖子取了一个十分形象的名字，叫"脂人"。你们看，你正坐在那里给人诊脉，突然一位胖子进来了，你的第一印象是什么呢？你会觉得那是一堆脂肪，正颤巍巍地向你移动。一个"脂"字，生动地描绘出了这类胖子的特征。

阳虚，指人的阳气虚弱，从而导致气化功能变弱，古人称这类胖子为"肥人"。

痰湿，指人体内的气本来不虚，可是由于身体内有痰和湿，这两样东西一结合，阻碍了身体内气的运行，引起了身体气虚。古人称这类胖子为"膏人"，《说文解字》中说"凝者曰脂，释者曰膏"，意思是说，凝聚在一起的肥肉叫脂，松软的肥肉叫膏，膏人就是身上的肥肉松松垮垮的人。

湿热，指身体内的湿和热相结合，阻碍了身体内气的运行，从而造成了气虚。古人称这类人为"肉人"。《灵枢·卫气失常》中说："肉人者，上下容大。"这类胖子圆乎乎的，浑身上下，一眼望去全是肉。

不同原因造成的气虚，有不同的调理方法；不同的胖子，有不同的养生之道，这就是中医的辨证施治。

老王以前是一位大胖子，身体虚弱，动不动就感冒，而且经常胸闷气短、头晕健忘。老王找我，本来是要调理心脏的，他认为自己胸闷气短，可能是心脏功能出现了毛病。我一看他那浑身的脂肪就明白了一半。他将舌头伸出，我发现他舌体胖大，边有齿痕，这不就是明显的气虚吗。于是，我向他推荐了一式三招补气法。一式就是牢记气虚补气这个大方向。三招就是一清心、二喝粥、三艾灸。许多胖子气虚的原因是心虚，心虚的原因则是想得太多，整天忧心忡忡、患得患失。一个人如果将自己的心灵敞开了的话，那么气也就敞开了。所以，胖子养生先应清心。清心有很多方法，我给老王推荐的是站桩法。每天什么都不想，静静地在一个地方站上半小时。开始，老王很不习惯，难以入静，站过几次后，他便尝到了甜头，每次入静之后，他都会感觉到内心一片空明澄静，身体内有一股气慢慢地由丹田而出，缓缓地流遍全身。站桩完毕后，他感觉浑身通畅。

我向老王推荐的第二招就是喝粥。粥虽简单，里面却饱含养生的大智慧。常见的粥有上百种，绿豆粥、大枣粥、莲肉粥、扁豆粥、杏仁粥……任何食物皆可入粥，这也体现了粥的宽容和博大。但什么人喝什么粥却颇有学问，暑热之人应喝绿豆粥，因为绿豆能清热解毒；受风寒之人应喝姜粥，因为姜能温中散寒、通神明。民间有"男子不可百日无姜"和"常吃姜，保健康"的说法，一是说它可以生阳，二是可以养生。而我给老王推荐的则是荷蒂粥，荷蒂就是荷叶的蒂，它包括荷叶的基部连同叶柄周围的部分叶片。我们先来认识一下荷这种植物。荷出淤泥而不染，居水中而不被水没，在金、木、水、火、土五行中，它独占三行，它生于土中，秉承了土气，居于水中吸收了水气，长成为植物，又蕴藏了木气。荷全身都是宝，根茎是藕，具有开胃消食的功效；莲子心能清心火；荷叶能清热凉血，降血脂；而荷蒂则能生发元气，补脾胃之气。荷蒂在荷的中间部分，它既有上面莲子心清心火的作用，又有下面莲藕补脾胃之气的作用，更能生发元气，用它来煮粥最适合气虚的胖子。

第三招是艾灸。每天用艾条熏脾俞、足三里、气海和膻中。这四个穴位都是补气的大穴，每天熏能起到补气的作用。

老王采用了我给他推荐的一式三招补气法。三个月后，不仅身体好起来了，没有再发生过胸闷气短的现象，而且人也瘦了一圈，比以前精神多了。

后来又来了一位大胖子，他姓张，说是老王的邻居，一见面就说："胡教授，为什么老王用你的方法就能减肥，我用这个方法不仅不能减肥，而且还感觉浑身无力呢？"原来老王感觉身体好多了，就将自己的养生方法教给了老张，老张如法炮制之后，却没有效果。我看老张面色淡黄而黯，眼泡浮肿，就明白老张的肥胖与老王不一样，老王肥胖的原因是气虚，而老张肥胖的原因是痰湿。气虚就应以补气为主；痰湿就应以化痰祛湿为主。补气可以喝荷蒂粥；化痰祛湿则要喝薏米粥和赤小豆粥。千万不能千人一方，千篇一律。所以，胖人养生，首先要弄清自己的体质特征。

一个胖子站在你的面前，你如何知道他肥胖的原因呢？换句话说，如何来判断一个胖子是气虚型，还是湿热型呢？下面这套简单的方法可以帮助你了解胖子的体质特征。

第一节　胆小的胖子气虚

看一个胖子是不是气虚，首先应看他胆量如何，一般来说胆小的胖子气虚。

气是人体的动力，动力不足，人就会变得心虚胆小，不爱说话，不爱运动，不爱冒险，整天没精打采，气喘吁吁，说起话来，总是怯声怯气。我们的身边经常有这样的人，他们满身肥肉，身体庞大，行动笨拙，当他向你走来时，你会感觉到一股无形的压力，但当他一开口说话，你就发现原来这个庞然大物其实虚弱无力，因为他低怯的声音流露出了内心的胆小。

有一天，我正准备出门，忽然听见咚咚的不太响的敲门声。我在屋里应了声："进来。"但是迟迟不见来人走进。我很纳闷，正准备过去开门时，门突然动了。来人先是从门缝里露出一个脑袋，接着又一点一点地往里挪动着整个身子，待他站在我面前时，那硕大的身躯着实吓了我一跳。

"是来瞧病的吗？"

"是。"

来人姓李，是个大块头的胖子，但说话的声音却像病猫一样细弱，从他那胆小如鼠的举止，我判断他多半是个气虚型的胖子。

人体中的气由三部分组成：一是先天之气，中医称为元气；二为水谷之气，就是食物被消化之后转化成的气，又称为中气；三为吸入的自然界的清气。气虚型胖子是指元气虚弱。元气虚弱会导致心气虚弱；心气虚弱，血液循环无力，人就会疲乏无力，声音低弱。这位李胖子很容易感冒，一感冒就是一两个月，迁延不愈。这不，今天他来找我，就是因为自己感冒两个月了，总是去不了根。我根据气虚这个大方向，没直接给他治疗感冒，而是给他开了一些补气之药。谁知第二天，李胖子又来了，他进门后说："胡教授，您这药方我不能用，您还是另给我开一药方吧。"

他话声咻咻，气喘吁吁，我心里很纳闷。平时接待的病人很多，但很少像他这样对我的诊断提出疑虑的。

"这是为什么，请你慢慢说。"

听了我的话，老李满腹狐疑地说：

"您这药方上的人参不能用。我妈就是吃人参补身子，把身体给弄坏的。我妈从小身体就不好。有一年，来了一个走街串户的医生，让我妈吃人参补身体，谁知这个人参让我妈发了一辈子热。从我记事起，就记得她脸上经常挂满汗珠，她一出汗，就说是吃人参吃坏了身体……"

没等他把话讲完，我就哈哈大笑起来，然后对他说："你误会了，我给你开的药方上根本就没有人参！而且中医讲究辨证施治，不该用人参时，就不能用，该用时则必须用。"

我把药方要过来，细看了一遍，然后又递给他，说："没问题，这药方根本没问题。作为医生，我们对每一个病人都是要负责的。上面写的是党参，你怎么能看成是人参呢？"

听了我的话，老李紧锁的眉头渐渐舒展开来。很快，他无神的眼里呈出愧色，不停地对我说："对不起，我弄错了！"

党参性味甘平，补中益气，健脾益肺，用于气虚不足、倦怠乏力、气急喘促。同时，我还告诉老李，要多吃小米、猪肚、胡萝卜和香菇，因为这些都是补气的食物。

一个月后，老李又来了。他的气色明显比上次好多了。最明显的气喘，几乎感觉不到了，像换了一个人似的。一见面，老李就说："胡教授，想不到您的药还真管用了。我现在终于明白了，我虽然长得白白胖胖的，其实是一堆虚肉。自从吃了您的药，我就明显感觉到自己精神多了。"

我说："你最主要的问题是元气虚弱，元气虚弱有两个原因：一是先天不足，一是后天失养。先天不足，我们没有办法，后天失养，则可以通过药物和饮食来调理。现在你感觉精神比以前好多了，这就证明补气的大方向是正确的。按照这个方向慢慢调理，你不仅身体越来越好，体重能明显减轻，而且也不会像以前那样胆小了。"

老李兴奋地看着我说："难道吃中药还能改变人的性格吗？"

我说："那要看是什么性格了，你这个胆小的性格肯定是可以改变的。因为你的胆小源于元气虚弱，元气恢复了，胆小的毛病自然就没有了。你想不想知道，我是如何诊断出你气虚的呢？"

老李连声说："想，想。"

我说："第一次见面时，我就发现你非常胆小，胖子胆小一般都气虚。现在明白了吧，中医有时就这么简单。"

看一个胖子是不是气虚，还应该特别注意舌头。气虚的胖子舌体胖大，舌淡红，边有齿痕。

　　冯小姐是一家公司的会计，人长得不难看，就是有些臃肿。她感冒已经好些天了，反反复复的，去了医院，开了很多药，总好不彻底。我让她伸出舌头，只见她的舌头两边有明显的齿痕。齿痕舌多因舌体胖大受齿缘压迫所致。舌体胖大的原因是水太多，水将舌体泡大了。水为什么会多呢？这是因为气虚，气化功能较弱，不能将水湿代谢气化出去。所以，如果一个胖子的舌头有齿痕，那么，这个胖子十有八九属于气虚型。

　　最后，判断是不是气虚型胖子，还要看他的精神状态，一般气虚型胖子气短懒言，容易疲乏，还经常头晕健忘。

　　"气为血之帅"，气虚，推动血液循环的动力就弱，血行迟缓，人就会气短懒言，容易疲乏。气虚推动无力，血液无法充分到达脸上，所以这类人总是白白胖胖的。正如古人所说："其人肥白，多属气虚。"

第二节　怕冷的胖子阳虚

有一类胖子特别怕冷，大热天还要穿上秋衣秋裤，这一类胖子多为阳虚。

阳虚就是阳气亏虚，《黄帝内经》说："阳气者，若天与日，失其所，则折寿而不彰。"意思是说，阳气就像天空中的太阳，给大自然以光明和温暖，如果失去了它，万物便不复存在，人体若没有了阳气，失去了新陈代谢的活力，一片黑暗，生命就要停止。

人体是一部大机器，阳气就是使机器运行起来的动力，如果阳气不足，生理活动减弱和衰退，身体御寒能力下降，自然就会畏寒怕冷。因此，判断一个胖子是不是阳虚，主要看他是不是怕冷。阳虚型的胖子经常手足冰凉，精神不振，别人穿一件衣服，他却要穿好几件。夏天，别人都在空调房里凉快，他却一遇到空调就发抖。风一吹，不是背痛，就是膝盖痛。

其次，看一个胖子是不是阳虚，还要看大小便。阳虚的胖子大便溏薄，小便清长。

如果我们把胃比喻成一口锅，吃下去的食物就是锅中的米，而阳气就是煮饭的火，如果火不旺，锅里的食物就煮不熟，我们吃进胃中的食物不能很好地"腐熟"（消化），就无法变成气血来滋养躯体，那些煮不熟的"饭"便会直接从肠道排出，所以阳虚的胖子经常完谷不化、大便溏稀。如果再稍微吃了一些寒凉的食物，立马就会拉肚子。与此同时，阳气还具有蒸腾气化的作用，水进入人体后，其分配和代谢都要靠阳气的推动，阳气不足，鼓动无力，小便就会清长。

另外，阳虚型胖子有的还会出现阳痿。

有一次，一位患者来到诊室。患者姓张，是一位42岁的中年男子，白白胖胖，还有些秃顶。张先生是一个水果批发商。从谈话中，可以知晓他事业春风得意，不过，由于竞争激烈，每天只睡四五个小时是常事，但是他一直感觉自己身体很好。但不知何时开始，他发现自己有些阳痿，夫妻生活质量越来越差。其间也尝试了许多"民间壮阳秘方"，基本没有效果。于是在别人的介绍下，找到了我。

"胡教授，我身体这么好，怎么会出现这种事呢？"

我看了看他，已是五月天了，别人都穿上了短袖，可他还穿着秋衣。我问他是不是怕冷。他说："胡教授，不瞒您说，我是怕冷不怕热，冬天穿得再多，我都觉得冷，夏天也不敢开空调，晚上睡觉都得盖棉被。"我又问他大便是不是溏稀，小便是不是清长。他吃惊地望着我说："胡教授，您是怎么知道的呢？"

我对他说："你的身体可没有看起来那么好呀。你其实是阳气虚弱。我来给你分析一下，阳气就是一团生命之火。万物生长靠太阳，人的温暖靠阳气。阳气包括肾阳、脾阳和心阳等。肾阳不足，生命之火弱小，所以你会体凉、畏寒、怕冷；脾阳不足，脾胃无力消化食物，所以你会大便溏薄；同时，肾阳不足，肾水就不能蒸腾上升，化为肾气，肾气不足，所以你会小便清长，而且还会出现阳痿。”

“神了，真是太神了，胡教授，您可要帮帮我，我把自己全交给您了。”他摸着自己的秃头，一副佩服得五体投地的神情。

我对他说，三分靠医生，七分还要靠自己。我给他开了张仲景著名的方子——金匮肾气丸。金匮肾气丸，又叫八味肾气丸，由八味药组成，分别是熟地、山药、山茱萸、牡丹皮、泽泻、茯苓、肉桂、附子。如果去掉后面两味药，就成了六味地黄丸，因为它比六味地黄丸多了肉桂和附子，所以，人们又叫它桂附地黄丸。它有温补肾阳、化气行水的功能。大家一定知道加湿器是如何加湿的吧！水放在一个容器里，一般情况是出不来的，如果通上电加热，水蒸气就会像雾一样蒸腾而上。附子和肉桂这两味药，就相当于给加湿器接通了电流，它能将寒冷的肾水加热气化。附子味辛甘、性大热，肉桂味辛甘、性温，它们一进入人体之后，就能产生热能，将寒冷的肾水加热，变成肾气，这样，人的全身就开始逐渐温暖起来。

除此之外，我还让他要经常按摩后背督脉上的长强、命门和百会三个穴位。督脉总督一身阳气，经常按摩这几个穴位能使阳气生发。过了两个星期，我就接到了张先生的电话，他高兴地和我说：“胡大夫，您的方子太管用了，我最近精神好多了，而且还瘦了好几斤啊，那个毛病也有了很大的改善。太感谢您了。我会继续按照您教我的办法调理身体的。”

第三节　肿眼泡的胖子有痰湿

气不足则胖，血不足则瘦。有一类胖子的气本来很足，但因为身体内有痰湿，阻碍了气的升降出入，于是，气渐渐弱了下去，人则渐渐胖了起来。

什么是痰？

痰有外痰和内痰之分。外痰很好理解，就是嗓子眼里面那种黏糊糊的东西，"啪"一口吐出来，污秽、黏滞、稠厚，令人不想再看。痰是肺、脾、肾运化所产生的废弃物。这种废弃物中有成千上万的细菌。中医有"肺为贮痰之器，脾为生痰之源"一说。然而，身体内还有一种痰是你吐不出来的，它不在你的喉咙里，而在你的身体内，它有可能藏在你的肾里，也可能藏在你的前列腺里，还可能藏在你的皮肤下。藏在五脏六腑内的痰，你的肉眼无法看到，但藏在皮肤下的痰，我们却能看到，它就是一个肉疙瘩，可以长在身体的任何部位，西医叫脂肪瘤，中医叫痰核。

什么是湿呢？

湿说穿了，就是水。云聚而为雨，雨降而为水，水汇而为江河，最终归于大海；阳光普照，大海里的水受热蒸腾上升，化为云，云又聚而为雨……周而复始，循环往复，这便是大自然中水的运行。那么，人体内水的运行又是怎样的呢？水进入胃后，水的精气便向上输运到脾，脾会将水之精气上传给肺，肺气肃降，调通水道，又将水下输于膀胱，这样上下循环，水和津液便滋润了整个身体。如果脾和肺的功能松懈，水的运化不及时，水停留在了身体的某个地方，就形成了湿。湿是什么？湿就是身体内的死水。

那么，什么是痰湿呢？

痰湿就是痰与湿结合在了一起。流水不腐，腐水不流。如果水的新陈代谢正常，痰就会随着水被带出体外；水的代谢出现了问题，痰就会与湿结合，形成痰湿。

前几年，我常去北京世界公园附近的一个诊所出诊。在路上我看到了一个很大的坑，夏天的几场暴雨之后，坑就变成了一个池塘，可惜的是，池塘里的水是死水，不能流动。没多久，我看到这个池塘里浮满了塑料袋、废报纸和各种垃圾，从边上路过，臭气熏天。每当看见那个臭水坑，我就会联想到痰湿。痰就像塑料袋、烂果皮一样，它们是城市的废弃物；湿就像那一池死水。二者一结合，便会滋生出臭气、苍蝇和蚊子，严重污染周边的环境。

所以，臭水坑是城市的大敌，痰湿是身体的大敌。

那么，如何来判断一个胖子的体内是否有痰湿呢？首先，应该看他是不是肿眼泡。体内有痰湿的胖子额头油光可鉴，眼睛下挂着两个大大的肿眼泡。"脾为生痰之源"，脾主运化，如果一个人的体内痰湿堆积，脾的运化失调，脾气就会不升，脾气不升，人的眼睑就会浮肿。

看一个胖子体内有没有痰湿，还应看他的腰和腹。气虚的胖子虽被称为"脂人",却属于"均一性肥胖",人胖腹不大,形体匀称。阳虚的胖子虽被称为"肥人",却是上下皆肥。有一类胖子,他们身小腹大,脂肪都集中在了腹部,一圈又一圈,被人戏称为"游泳圈"。如果一个胖子戴上了游泳圈,腰腹肉肥下垂,那么他多半体内有痰湿。

看一个胖子有没有痰湿,还要看他是不是经常胸闷痰多。"肺为贮痰之器",一个人体内有痰湿,肺失宣降,人就会胸闷痰多。历史上的司马昭就是这样一个人。三国后期,司马昭独揽大权,生活日益奢侈,每天大鱼大肉,身体内便形成了痰湿,经常痰多胸闷。结果,正在他准备登基之时,忽然中风不语,一命呜呼。

一天早晨,从河北来了一位病人,说感觉胸闷、肢体不爽、身体发沉好多年了。我仔细打量了一下病人,他个子不高,但肚子很大,是典型的苹果型肥胖。再看他的双眼,上下眼睑都有些浮肿。我问他:"有痰吗?"

他说:"有,有很多痰。"

我又问:"爱吃肉吗?"

他说:"肉是我的命,一天都不能缺,拿涮羊肉来说,一顿能吃两斤。"由此,我便知道这是一个有痰湿的胖子。

俗话说:"鱼生火,肉生痰,豆腐白菜保平安!"一个人整天大鱼大肉,脾就会严重受损。脾消化1斤蔬菜,只用两成的力量就够了,而要消化1斤肉,则要用上十成的力量。每天都满负荷工作,脾自然疲劳不堪。脾虚弱了,运化无力,水的代谢就会出现问题;水的代谢出现问题,脾所产生的痰就不能随水代谢出去,就会一起停留在体内,这便形成了痰湿。痰湿一点点在体内堆积，就会阻塞气道、使气机不畅，气郁闷在胸中，就会胸闷、困倦、身重不爽。

我如实将情况告诉了这位病人，并对他说："你现在身体内有痰湿，必须化掉，要化掉则必须先把肉戒掉，否则神仙都没有办法治好你。"

病人犹豫了一会儿："胡教授，一定要戒肉吗？吃点药不行吗？"

我回答道："一定要戒，否则就容易患上糖尿病或者中风。"

我们中医最怕病人不配合，你这边帮他化痰祛湿，他那边不断堵塞排出的通路，这样的调理根本没有效果。其实，中医调理，三分在医生，七分在病人，我不要求所有人吃素，但对于有痰湿的胖子而言，吃一段时间的素是必须的。吃素可以化痰祛湿、解放正气、疏通气血，从而避免糖尿病和中风的发生。

我苦口婆心地说了大半天道理，遗憾的是，这个胖子似乎没听进去，最终，他离开了诊所。

大概是 3 年后的一天，一位妇女挽着一个男人来到了诊所，男的上来就握着我的双手，说："胡教授，还记得我吗？"我回忆了好一阵，才想起他就是几年前被我劝吃素的那个胖子。他告诉我，两年前，他突然昏倒，整个右手臂就不好使了。直到那时，他才想起我的话来，后悔得不得了。从那以后，他坚决地戒掉了肉，盐也吃得很少，之后，身体慢慢地恢复了一些。这次来京，希望得到我进一步的指导。

我给他的建议是继续戒肉，多吃冬瓜、赤小豆、荷叶、山楂和枇杷叶。这些食物能化湿、宣肺、利尿、健脾，吃的时间长了，

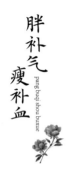
身体内的痰化开了，气血也就通畅了。同时，还要坚持长时间做有氧运动，最好是散步，每天 1 小时，5 千米。

最后我再一次向他强调：治病就得三分调，七分养；三分靠医生，七分靠自己。

36

第四节　急躁易怒的胖子有湿热

有一类胖子，古人称为"肉人"，我们称为结实型的肥胖，与虚胖相反。他们性格急躁，动不动就发火。其实，这类胖子的急躁易怒并不是天生的，而是因为他们的体内有湿热。

湿就是身体内的死水，死水与痰结合，就成了痰湿，死水与热结合，就成了湿热。农村的人都知道，麦收以后，农民会将麦秆砌成一垛一垛的，一阵雷雨过后，麦秆被淋湿了，这时你将手伸进麦垛内，就会感觉到里面又潮、又湿、又热，这种湿乎乎、热乎乎的感觉就是湿热。

湿热蕴藏在麦垛内，时间一长，麦垛就会腐烂、发酵，农民用它来做肥料；湿热蕴藏在人体内，排不出去，就会造成胆气上溢，口苦口干，急躁易怒。湿热内阻，阳气被遏，因此人总感觉身重困倦。

那么如何判断自己是否是湿热型的胖子呢？首先可以观察一下脸色，如果体内湿热过盛，面部就会出现油垢，一眼望去，脸就像一张油光纸，又油又亮，用手一摸，感觉有一层油似的。除此之外，脸上还经常会长出一些痤疮、粉刺，痤疮很多情况是因为体内湿热郁积排不出去，最后在脸上激发出来，这也是我们平时说的痘痘。

看一个胖子有没有湿热，还应看他的饭量。湿热型的人都食欲旺盛，很能吃。能吃并不表示脾胃功能正常，相反是处于"胃强脾弱"的病理状态。体内有湿热会影响到胃，胃有湿热，中医称为"胃热湿阻"，胃受热之后，其功能就会亢进，这时人的饭量就会大增，动不动就会感到饥饿。然而，胃纳过旺，就势必加重脾运化的负担，脾有"运化水湿"的作用，脾的负担过重容易造成"水湿内停"。所以，中医又将这类胖子称为"胃热湿阻型肥胖"。

分辨湿热型胖子，还要看舌。湿热型胖子舌质偏红，舌苔黄腻，体内的热越盛，舌苔就越黄，就好像煮饭的时候火太大，饭就煮焦了，成了焦黄色的锅巴，如果再不关火，锅巴就会烧成了黑色。所以舌苔的颜色越深，表明你体内的湿热越严重。

我们还可以通过观察大小便来判断体内是否有湿热，大便太干燥或者太湿，都是体内有湿热的表现。如果身体里热重于湿，则大便燥结；湿重于热，则大便黏滞，小便短赤。湿热体质的人，怕湿怕热，对潮湿或高温，尤其是夏末秋初湿热交蒸的气候难以适应。

看一个胖子体内是否有湿热，还应看他的眼睛。湿热内蕴，热灼血络，这时人的两眼就会有红赤的血丝，西医说这是结膜充血。其实，这就是体内有湿热的表现。

总的来说，面垢油光、长痘、舌苔黄腻、脾气急躁、眼睛红赤、大便太干燥或者太湿都是湿热型胖子的表现。

说到湿热型的胖子，我想起曾经治疗过的一个病人。那是"文化大革命"结束不久，我到农村去看望一个大学同学。他毕业后分配到农村当了一名乡村医生。多少年不见，我们沉浸在对往事的回忆中，感慨良多。正说着话，一个农妇走了进来，说她家的孩子身体不好，想请我去瞧一瞧。我不解地看了看她，又看了看我的同学，同学说："是我让她来的。这个孩子，我看了大半年了，总也看不好，我知道你要来，昨天就告诉她了。"我们匆匆吃完饭，便去了农妇家。

刚迈进家门，我就看见了农妇的孩子，只有十五六岁的样子，体重足有一百五六十斤，见我们进来，理都不理，只顾吃饭。我们在椅子上坐下后，孩子的母亲赶紧在我面前放了一张桌子，给我们倒了一杯水，然后就喊那孩子过来，那孩子还是理都不理，一脸的不耐烦。

"这孩子，人小火性倒大，你是不是找打啊？"他母亲训他。

我看了看孩子，孩子的脸上长满了痤疮，两眼赤红，我问他："眼睛痛不痛、痒不痒？"他说："没什么感觉。"

我又问："身上经常生疮吗？"他母亲在一旁忙回答说："这孩子的屁股和后背上经常会长出一些疮来。"她让孩子把衣服脱掉，我看见孩子的后背上有六七个痈，有的刚开始长，有的红肿，有的已经化脓。

我看了看他的舌头，舌质偏红，舌苔发黄。我问他一顿能吃多少饭。他母亲抢着说："他干活不行，吃起饭来就是个桶。"男孩瞪了他妈一眼，以示抗议。

我问同学以前是怎么调理的，同学说："我见孩子这么胖，一定是气虚，所以，主要以补气为主，谁知调理了很久，一点效果也没有。"我对同学说："这个孩子肯定是气虚，不过他这个气虚是由湿热造成的，湿热就像一层浓雾罩住了身体内的气，化掉湿热，浓雾一散，孩子的气自然就不虚了。"我开了龙胆、石膏、泽泻一类清热化湿的药，并告诉农妇，要给孩子吃一些绿豆、冬瓜、苦瓜、莲子、薏米等清热祛湿的食物，千万不要吃辛辣燥烈之品，如辣椒、狗肉、牛羊肉等。

六七年后的一天，我正在给别人看病，一位身穿军装的年轻人来找我。他对我说："胡伯伯，您还认识我吗？"我看着眼前这位身材魁梧的小伙子，却怎么也想不起来是谁。后来听了他的自我介绍，我才恍然大悟，原来，他就是那位胖墩墩、脾气急躁的小伙子。自从吃了我开的药后，体内的湿热就渐渐消去，再加上他年轻、阳气足，身体很快就恢复了健康。入伍体检时，他体检的各项指标都很正常，顺利参军来到了北京。看见他身体如此之棒，我心里说不出的高兴。

有人问，现在为什么有湿热的人越来越多，我的回答是，因为喝酒的人越来越多，吃辣的人越来越多。《伤寒论》将有湿热的人称为"酒客"，酒是大热之物，经常饮酒的人往往脸上赤红，就是因为体内大热，一遇到湿，便会形成湿热。

前几天，住我楼下的小廖来看病。小廖做餐饮生意，才30岁出头，生意就已经做得很大，在广东、北京等地都开有分店。他刚进我家门时，我差点儿没认出来，原来挺英俊潇洒的小伙子，现在整整胖了一大圈。脸上长了很多红色的青春痘，坑坑洼洼的。小廖说："胡伯伯，我总是胃胀、胃痛、口臭，脸上这些痘痘一年多就没消停过，您帮着开个方子吧。"

我看了一下他的舌头，舌质偏红、舌苔黄腻，为湿热内蕴之象。我问他是不是爱饮酒，他说："干我们这行的，天天都离不开酒，一喝就是七八两，不这么喝，老顾客不高兴呀！"我对他说："你的体内有湿热。湿热在体内堆积得太多，你就会胃疼、发胖和长痘，但这仅仅是一小部分的毛病，如果你再这样下去，不注重调理，很容易患上黄疸、火热等病症。"

小廖一听我这么说，大惊失色。我继续对他说："有的人觉得湿热不算是什么大病，实际上，湿热在我们的体内是一个很大的隐患，湿热停留在哪个部位哪个部位就会出现相应的麻烦：如果湿热停留在关节筋脉，就会出现局部肿痛；如果停留在脾胃，就会觉得腹胀、恶心；如果停留在肝胆部位，就会出现肝区胀痛，或者是皮肤暗沉、眼白发黄，而且人还会暴躁易怒……不过，不要紧，只要现在抓紧时间调理，就可以化掉体内的湿热。"

对于湿热，只要平时注意调理，就可以得到很大的改善。拔火罐是一个祛除湿热的好方法，也是最安全、最简便的一种方法。火罐的温热效应能使人体内的湿和热很快地由皮肤透发出来。在背上脊柱两边的穴位叫作背俞穴，属足太阳膀胱经的经穴，分布于背部足太阳经第一侧线上，即后正中线旁开 1.5 寸处，左右各 12 穴，分别为：肺俞、厥阴俞、心俞、肝俞、胆俞、脾俞、胃俞、三焦俞、肾俞、大肠俞、小肠俞、膀胱俞（见 237 页，图 7）。背俞穴和我们体内的五脏六腑都是相对应的，因此按摩背俞穴可以治疗相应的脏腑疾病。在背俞穴上拔罐可以把体内的湿热给吸出来，达到祛风除湿、清热泻火、行气通络的功效。如果是胃中湿热太盛引起的胃胀、胃痛、大便不正常、口臭，则需要从胃经泻去湿热，你可以沿着胃经从腹部往下敲到足部，每天敲打10 ~ 15分钟就会有很好的效果。

　　还有一个简单有效的小方法可以作为日常调理来使用，那就是每天按摩手肘部的曲池穴（属手阳明大肠经的合穴，位于肘部，见235页，图3）：用拇指或者是中指指端来按揉，每次1 ~ 3分钟，每日按摩1 ~ 2次。这样做可以起到疏风解表、清热利湿的作用。

第四章

胖子养生，先要清心

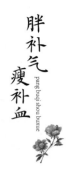
44　　养生没有别的秘诀，关键就是要想得通，想得越通，活得越长，不哀悼过去，不担心将来，用真诚和智慧之心好好活在当下。

人是理性的，也是感性的，没有七情六欲，人就不能称之为人，没有理性，人也不能称之为人。我十分推崇古人的一句话，叫"以理节情"，就是用理性的态度来对待感情，可以喜，可以悲，可以怒，可以思，但是要有一个度，只有做到了这样，人才能长期保持健康。

第一节　百病生于气

　　胖子多了些肉，少了些气。一个人，一旦他的气少了，各种各样的毛病就暴露出来了。什么气陷、气咳、气结、气闭、气厥、气郁等，都会在身上出现。中医里有一句话，叫"百病生于气"。

　　人活一口气，有气才有生命。一天，我看电视里介绍美国宇航员登月，节目说有人怀疑美国宇航局作假，最有力的证据就是美国宇航局公布的一张照片，照片上一面星条旗在月球上迎风飘扬。科学家怀疑说，月球上没有风，星条旗根本不可能飘扬。看到这里，我忽然有所感悟：原来月球上之所以没有生命，就是因为没有风。风是什么？风就是天地之气，它的主要成分是空气和水分。离开了这两样，怎么会有生命呢？

　　再看一看我们生存的地球，风无处不在，东风送来春雨，寒风送来冬雪，难以想象，如果没有风，地球将会怎样？

　　天地是个大宇宙，人体是个小宇宙，风是天地之气，它的运行遵循一个规律，那就是"水升火降"。太阳是火，太阳光照射到海面就是火在下降，火降之后，阳光的热量把海水蒸发成了水蒸气，冉冉上升，在天空中形成了云，云降而为雨，水又回到了地面。天地之气就是这样水升火降，周而复始。

人体之气与天地之气一样，也是按照"水升火降"的原则运行的。人体内的火脏是心，水脏是肾，心火下降，温暖肾水，肾水就会上升，中医称为"肾水上承"。《格致余论》说："人之有生，心为火居上，肾为水居下，水能升而火有降，一升一降，无有穷已，故生意有焉。"

水升火降，气的运行顺畅，身体就健康；水不升火不降，人就会生病。现在，很多人经常容易上火，原因就是气的运行违背了水升火降的规律。上火是什么？上火就是该下降的火不下降。身体内本来应该有火，这就像天地间本来应该有太阳一样。从某种意义上说有火则生，无火则死。正因如此，中医里派生了一个"火神派"，专门以补火为主。然而，火的运动方向应该是向下的，如果火不下降了，总是在上面燃烧，那么，人的头部和面部就会长痘、长疮、口腔溃疡、牙龈肿痛。这就是上火。

在人体内，随着心火下降的有肺气、胃气和胆气；随着肾水上承的有脾气和肝气。

肺气不降了，肺就会有火，这时人就会喘逆咳嗽，小便不利，大便不畅，还会全身浮肿，胸闷、腹痛。

胃气不降了，胃就会有火，这时人就会不思饮食，胃胀胃痛，嗳气吞酸，呃逆呕吐。

胆气不降了，胆就会有火，这时人就会胆气郁结，患上胆囊炎、胆结石或胆囊息肉。

所以，一个人上火了，先要看他的身体内是哪一种气不下降了。百病生于气，只要把该下降的气降下去，火自然就灭了。

根据不同的情况，人们可以选择以下几种食物来降火：

1. 莲子心降心火。顾名思义，莲子心就是莲子的心，味苦，性寒。一些中药店和茶叶店均可以买到，如果你心火旺、心烦多怒、口腔溃疡，用莲子心来泡水喝，就可以败心火。

2. 绿豆粥降胃火。绿豆味甘，性寒凉。如果你的胃有火，则可以用绿豆粥来败火。

3. 梨降肝胆之火。梨可以生吃，也可以熟吃，生吃可以清六腑之热，熟吃可以滋五脏之阴。如果有头痛、头晕、耳鸣、眼干、口苦、口臭、两肋长痛这些症状，说明你的肝胆上有了火，这时你可以生吃一些梨来败火。

4. 猪肝降肺火。如果你有干咳无痰，或痰少而黏、潮热盗汗、手足心热、失眠、舌红等症状，则可以多吃些猪肝。

第二节　养生秘诀：心平气和（1）

什么是心平？一杯水你不停地搅动，沉淀物上下翻滚，水就会变得混浊。你不搅动了，水静了下来，杂质慢慢沉到杯底，水就变得清澈起来。心平就是心要像水一样平静不动。

什么是气和？气和就是气的运行和谐顺畅，该升的升，该降的降。一个人只有心平了之后，气才能和。

一天，北京一位姓王的局长来找我，见面就说："胡教授，快帮帮我吧！我都快崩溃了！"这位王局长人很胖，面容疲惫，双眼布满了血丝。我说："不要着急，坐下慢慢说。"他坐下后对我说："快半年了，头一直昏昏沉沉的，有时眼睛发花，头、脖子、后背也都硬邦邦的。我跑了不少医院，拍了一大堆片子，也没查出原因。医生说我没病，但为什么这么难受呢？"我问他血压高吗，他说不高。我又问他："你患这个病之前，是不是有什么事不顺心，经常发火？"他回忆了一会儿说："您不问，我倒忘了。半年前，一封匿名信写到了上级纪委，说我受贿，我白天黑夜地干，没想到有小人在后面放冷箭，这能不让人生气吗？"说起这件事，他仍按捺不住怒火。他突然停顿下来问了一句："胡教授，我这病与发火有什么关系呢？"我说："不仅有关系，而且关系还很大。"

一个健康的人，体内气的运行一定是顺畅的。如果气的运行不顺畅了，身体就会感到难受。影响气运行的因素有很多，不过最直接的莫过于七情——喜、怒、忧、思、悲、恐、惊。古人总结为："怒则气上，喜则气缓，悲则气消，恐则气下，惊则气乱，思则气结。"

怒则气上，意思是说，经常发怒会改变气的运行方向，人体内的气是按照水升火降原则运行的，发怒之后，气就会停留在上部，古人形容这一状态为怒发冲冠。气滞留在上部之后，心火就不能下降，心火不能下降，下面的肾水就不能上承，肾属水，肝属木，肝木没有肾水的滋润，水不涵木，肝阳就会亢盛，这时人自然就会昏昏沉沉的。王局长就是这种情况，他是典型的肝阳上亢，如果不及时调整，很快就会患上高血压。

这位局长听完我的话之后，立刻高兴了起来，他说："胡教授，太好了，说实话，刚开始别人向我介绍您时，我还不相信，现在听您这么一说，我感觉真找对人了，您就给我开药吧。"

我问他："你相信我吗？"

他说："相信。"

我说："真的相信？"

他说："真相信。"

我说："那好吧，我告诉你，你这个病无药可治。"

王局长一听，大惊失色。我连忙解释说："我的意思是，你的病仅仅靠药物治疗是不行的，主要还是得调整心态，少生气。"于是，我将我写的《将中医进行到底》送给了他。

许多病仅仅靠药是治不好的，必须调整心态，心态平和了，气的运行才会顺畅，病自然就好了。一些人的心态调整不好，关键是想不透、看不开。对于这样的病人，我常开的药方就是：《庄子》一部，细读，主药为《逍遥游》。我非常喜欢庄子的《逍遥游》。一只小鸟，看见一棵树，会觉得很高，看见一个小池塘，会觉得很大，因为小鸟的眼界很低很窄。如果将眼光放高远一些，就像那只鲲鹏，直上青天，一飞就是十万八千里，那么，你还会在乎那些树和池塘吗？人也是这样，如果你用金钱和官位的砝码来称自己，你就会看不透、想不开；如果你用生与死的砝码来称自己，身外的一切就都不重要了。

许多人参加别人的追悼会时，一下就想明白了，什么功名利禄，什么官位美色，这一切与生命相比都无足轻重。为什么这时的人会如此清醒呢？因为此时此刻，他是用生与死的砝码称自己的，他站得很高，看得很远，就像那只鲲鹏。但追悼会一结束，一投身到现实的工作和生活之中，许多人又开始追名逐利，斤斤计较起来。为什么呢？因为他们又变成了一只小小鸟。

一个人站不高看不远，一丁点小事就会搅得他坐立不安，整天不是怒就是悲，不是忧就是恐，不是惊就是思，这样一来，体内之气乱成了一团，身体怎能安康？

《黄帝内经》中有这样两句话："恬淡虚无，真气从之；精神内守，病安从来。"现在健康领域十分热闹，今天有人劝你吃素，明天就有人劝你吃肉。似乎都有道理。诚然，我们见过吃素的长寿老人，也见过吃肉的长寿老人，但我没见过一个斤斤计较、心胸狭窄的人能长寿。

人的心胸开阔了，把一切都看得很淡，他身体内的气就会顺畅，这样的人"真气从之"，怎么会生病呢？因此，要想健康长寿，最重要的就是要不断提高自己的眼界，看淡一切功名利禄。

　　一次，李连杰在坐飞机时，突遇险境，飞机上下颠簸，机舱内惊叫声和哭喊声混杂一片，李连杰虽为武功高手，内心却也万分恐惧。然而，就在这时，他却看到座位旁的一位女士神态自若，毫不惊慌，李连杰非常奇怪。等到飞机脱险之后，他问："你难道不害怕吗？"女士回答道："这世界上很多东西都是空的，你看穿了，也就无所谓了。"李连杰对她佩服得五体投地，不久便随这位女士皈依佛门，并成立了"壹基金"。所以，一个人将很多事情看穿了，就能做到恬淡虚无；人做到了恬淡虚无，真气就会顺畅；真气顺畅，人就会百病不生，健康长寿。

第三节　养生秘诀：心平气和（2）

成都一位老人在公园里打麻将，一个上午手气都不好。到了中午，终于等来一手好牌，只差一个九条，就清一色了。别说，老人的运气还真不错，唯一一个九条硬是让老人给摸到了，老人激动不已，谁知乐极生悲。就在这时，老人突然心脏病发作，从椅子上摔倒下来，手里仍紧攥着那个九条。

这个事例再次证明：**任何情绪一旦过度，都会影响气的运行。**

如前文所述，愤怒的情绪会让气往上涌。

激动兴奋的情绪会让气的运行涣散。成都那位老人就是这样，高兴过了头，气往外散，疾病就发作了，中医称这类现象为"喜伤心"。

悲伤的情绪会让气的运行消沉。《黄帝内经》说："悲则心系急，肺布叶举，而上焦不通，荣卫不散，热气在中，故气消矣。"人悲伤的时候肺叶会张开，心跳会加速，人就容易抽泣，但此时心肺之气受阻，热气不能散发，气便消沉了下来。《红楼梦》中的林妹妹就是这样。

恐惧会让人的气往下走。人一恐惧，气就会向下运行，肾在身体的下部，气一下子都集中在了下部，肾一时怎么承受得住，肾气不固，人就会出现小便失禁、遗精、滑泄等症状。人们常说"吓得尿裤子"，就是这个道理。

惊慌会让人的气四处乱走。惊慌时，人常常会六神无主，这是因为此时身体内的气乱了。身体内的气本来是按照"水升火降"规律进行的，心火下降，肾水上承，肺气下降，肝气上升，胃气下降，脾气上升……然而，人一惊慌，气就会乱作一团，这就像一群兔子在草地上安闲地吃草，一看见人来了，它们便向四面八方乱蹿。人的气乱了，自然会六神无主。

忧思会让人气结。气结，实际上就是气滞。《黄帝内经》说："思则心有所存，神有所悟，正气留而不行，故气结矣。"一个人总是忧虑，为琐事烦恼，神就会凝于事，气就会聚于某一处而不行，忧思便会成疾。中医说"怒伤肝，喜伤心，思伤脾"，忧思过了头，脾气就会郁结，这时人常常会茶饭不思、胸胁胀痛。除此之外，忧思还会伤胃，气滞留在了胃里，胃气不畅，人就容易消化不良，患上胃病。前不久，日本前首相安倍晋三因丑闻不断而住进了医院，医生说他患上了胃病。我一听到这个新闻就乐了，你们看中医是不是很准呀！安倍晋三整日为丑闻而忧思，中医说忧思伤脾胃，这不，安倍晋三就患上了胃病。其实，很多人的脾胃之病，都是因为忧思过度引起的。

现在，许多人都将疾病的原因归咎于外在的病毒，生怕沾染上，这也不能吃，那也不能摸。其实，我们最应该注意的是自己的情绪，当忧思、悲伤和恐惧成为习惯时，疾病就离我们不远了。无论外界如何骚动，只要能保持内心平静，我们也就远离了疾病，这便是《黄帝内经》说的"精神内守，病安从来"。

　　养生没有别的秘诀，关键就是要想得通，想得越通，活得越长，不哀悼过去，不担心将来，用真诚和智慧之心好好活在当下。

　　人是理性的，也是感性的，没有七情六欲，人就不能称之为人，没有理性，人也不能称之为人。我十分推崇古人的一句话，叫"以理节情"，就是用理性的态度来对待感情，可以喜，可以悲，可以怒，可以思，但是要有一个度，只有做到了这样，人才能长期保持健康。

第四节　仁者寿

中国有句老话，叫仁者寿。

仁者乐山，智者乐水。什么是仁者呢？孔子说："仁者，爱人。"又说："夫仁者，己欲立而立人，己欲达而达人。"意思是，仁者要有爱心，要宽宏大量，不要斤斤计较；自己不愿做的，就不要让别人去做，自己想要做的，要先让别人去做。一句话，仁就是包容，就是要像对待自己一样对待别人。具体地说，就是仁者要有三颗心：一颗善良之心，一颗慈悲之心，一颗宽容之心。拥有了这三颗心，你就称得上仁者，同时也就会健康长寿。

记得 20 世纪 50 年代，我还在上海时，单位分家具，一位老医生因德高望重，分到了一套红木家具，而一位行政干部分到了一套普通家具。行政干部对老医生说："您岁数大了不方便，我帮您把家具送回家吧！"老医生同意了，但谁知下班后回到家中一看，家里摆放着一套普通家具，那套红木家具却被行政干部调包拉回了自己家，全家人义愤填膺，要去找行政干部评理，老医生却淡淡说了一句："算了吧，身外之物，不要太计较。"很快，这件事便在医院内传开了。当时，我还年轻，听说这件事后，很不理解，认为老医生太窝囊，自己以后千万不能像他那样被人欺负。一晃几十年过去了，现在我对老医生的做法深有体会。老医生是位真正的仁者，仁者注定会有好报。老医生因拥有善良、宽容和慈悲之心，一生没有大病，最终活到了101岁，而那位行政干部不到50岁就病死了。天道就是这样，人太算计了，天就会放弃你，人不算计，天则会助你，这就是仁者寿。

如果你去过香港的浅水湾，就会发现岸边有一座两三丈长的小桥，叫仁寿桥，桥身的侧面书写着三个字：仁者寿。我发现一个很有意思的现象，过这座桥的人每天都络绎不绝，不少乞丐在桥的附近行乞，而来到此处的人，大多数都乐意施舍。行乞之人得到恩惠，脸上总是挂有笑容，而施舍的人，脸上也总是有一种平和、宽容、满足的表情。很多人在桥上走来走去不愿意离去。向人打听了才明白，原来这桥还有一个非常吸引人的传说：只要怀着向善之心走过此桥，可增寿三年。

其实，这并不是传说，而是事实。善是万病之药，善是养生之本，善心就像柔和的水，养育人的五脏六腑，让全身的气血达到平衡。善能让人的心胸宽广，善能让人的心态平和，善能让人远离七情六欲。人善心静，养血益气。一个人真正地做到了向善，他体内的气就会运行通畅，疾病就会远离他。很多人都是这样，自己有了疾病，吃药不管用，于是便一心向善，几年之后，病便慢慢地好了。但我说的向善，一定是真心向善，而不是形式上的向善。

我曾在北京雍和宫看见这样一幕，一位中年妇女，大年初一，一大早就去排队烧香，可能是因为前面有个人加塞儿，她便与之争吵了起来，最后还动了拳脚。我看后不禁摇头叹息，大家都是来敬佛的，都应怀着慈悲之心，何必为这些芝麻小事发火呢？如果带着这样的心态来拜佛，佛又岂能关照于你。佛在哪里？佛就在你心里，你的心不宽，佛就会离你而去。如果你拥有善良、慈悲和宽容之心，佛就会在你的内心安营扎寨、永远长驻。

佛是什么？

佛不是神、不是圣人、不是什么超人，也不是超自然的东西。佛是一种心境，它就是平静。一个普普通通的人，只要他脱离了内心的私欲，不再发脾气，不再怨恨，不再忌妒、愤怒、悲伤、忧虑和恐惧，也不再贪婪和自私，那么，他就拥有了佛性。

人生苦难重重，我们生活的世界不是天堂，痛苦总是多于欢乐。大家可以观察一下自己的脸，两道眉毛，一个鼻子，再加上一张嘴，活脱脱构成了一个汉字：苦。人生本来就是痛苦的，执著于痛苦，痛苦就会被放大百倍、千倍；追逐欢乐，欢乐又会稍纵即逝，最终让人失望。唯有平静能够长久。平静之心不取决于环境，而是取决于我们对待环境的反应。拥有佛性的人，就是一种在任何情况下都能找到平静并保持平静的人。这样的人恬淡虚无、真气顺从、精神内守，自然会健康长寿。

第五节 富人想长寿，就要像穷人一样生活

一天，我刚到诊所门口，一辆悍马便迎面开来，一个急刹车停在我面前，从车上下来两个身材魁梧的大汉，打开后车门，搀扶着一个男子走下了车。原来，这位男子是山西一个煤矿的矿主，而那两个大汉，一个是司机，一个是保镖。煤老板患糖尿病多年，希望能通过中医来调养。谈话间，煤老板感叹道："真是奇怪，我的朋友中有六七个都患有这个病，有一天聚会喝酒，一桌 10 个人，有 8 个人都掏出胰岛素来注射，那场景真令人难忘！以前穷的时候，什么病都没有，现在富了，却摊上了这么一个病。"

其实，不只是糖尿病，心脏病、高脂血症、高血压和癌症等很多慢性病都盯上了富人。富人要想健康长寿，就要像穷人一样生活。如果富人执意要像富人一样生活，那么他们多半会短寿。天道就是这样，损有余，以补不足，你在某一方面多了，在另一方面就会少。这就是为什么说"贫者多寿，富者多促"。

富人与穷人最大的区别就是欲望：一个欲望多，一个欲望少。富人挣了 10 万元，还想挣 100 万元，挣了 100 万元，还想挣 1000 万元，他们有强烈的进取心，欲望也就没有止境。穷人大多知足常乐，缺少进取心，欲望也少。欲望就像火，它能煮饭

烧水，给人温暖。如果不加以控制，火蹿出来，酿成火灾，就会烧掉衣物和房舍，让你葬身火海。所以，古人说："有欲则邪得而入之，无欲则邪无自而入。"

其次，富人吃得好，整天大鱼大肉，花天酒地；穷人吃得差，一日三餐多有萝卜青菜。富人应酬多，寝食没有规律；穷人生活单调，日出而作，日落而息。富人压力大；穷人穷开心。富人身边美女如云；穷人身边仅有糟糠之妻。大家看，富人的生活虽然风光，但都违背了长寿之道，穷人的生活虽然清贫，却很健康。

广西巴马有个长寿村，那里的老人大部分都活到了90岁以上，百岁老人更是多得出奇，居住在那里的人没有一个患有高血压和糖尿病的，甚至连一例癌症患者都没有，老人都是无疾而终。为什么巴马人会如此长寿呢？关键就在于他们没有太多的欲望，巴马人拥有愉悦的家庭生活，他们重视与人为善和融洽的人际关系，一日三餐以蔬菜和粮食为主，而且安于现状。我见过一位113岁的巴马老人。那是一个阳光灿烂的早晨，几间农舍围成了一个院落，一位老人坐在院落中央剥着玉米，阳光照在她满是皱纹的脸上。近处，一只母鸡带着一群小鸡在觅食；远处是望不断的青山。这是一幅多么宁静、和谐的图画啊！我问老人多大岁数了，老人自豪地告诉我："今年113岁了！"不用多问，从老人那知足的笑容里，我们就能体悟出她长寿的秘密。

健康长寿从来就不取决于你的地位有多高，你的财富有多少，你吃的食物有多好，它只取决于你是否有一颗宁静的心。富人追逐名利，整日在忧虑、忌妒、愤怒和恐惧中生活，心灵难得片刻的宁静。试想，他们怎能健康长寿？

富人想要长寿就不能过富人的日子，而应像穷人一样生活。具体地说，就是要用宁静的心来对待财富和地位。台湾"经营之神"王永庆就是这样，他是世界上最节俭的亿万富翁，他对吃的原则是"简便"，对穿的原则是"整洁"，晚上9点之前必须回家，从不应酬，他虽身价68亿美元，但却将金钱看得很轻，他曾一次就捐给一家医院2.5亿美元。汶川地震后，王永庆向灾区捐款1亿元人民币。他说："有钱不去做公益，是一种罪过。"他最终活了93岁。

第五章

补气最简单的方法

　　一天，我正在301医院给全国工商联的企业家做健康咨询，一位大夫进来问我："胡教授，您懂中医，您说太极拳真有那么大的作用吗？"我被这突如其来的问话弄得莫名其妙，一问才知，原来这位大夫曾治疗过一位肝癌患者，出院时，家属偷偷问这位大夫患者还能活多长时间，根据西医的经验，他判断也就两三年，这事儿已经过去七八年了，谁知今天他又碰见了那位病人和家属，他十分惊讶，一打听才知道，病人也没有采取别的治疗，只是出院后迷上了太极拳。每天早上6点起床，一练就是两个小时，8年来从没间断过。这位大夫很纳闷，所以才来问我。

　　老祖宗留下来的许多东西都是宝贝，我们千万不能捧着金饭碗去乞讨。就以太极拳为例，许多慢性病患者练了太极拳后，疾病不知不觉就消失了。我在给病人开处方时，也建议他们打一打太极拳，还经常开玩笑地说："我这个药的药引子就是太极拳，不打拳，药可就没有效果哟！"在我的经验中，凡是打太极拳的，药的效果就好，不打拳的，药的效果就差一些。太极拳与其他运动的区别就是一个字——慢。别的运动讲究的是快，快运动锻炼的是肌肉，慢运动锻炼的则是气。我常说练太极拳的过程，实际上就是寻找自我的过程，就是把自己的生命交给了我们自己。每天我们都在忙吃、忙喝、忙挣钱，每天我们都有喜、怒、哀、乐，我们越忙碌，自我就越容易迷失。当我们练太极拳时，随着内心紧张、忧虑和恐惧的情绪渐渐远去，自我便开始慢慢回归；我们用意念引导动作，用动作配合着意念，那刚柔相济的一招一式，会让心灵进入一种宁静平和的状态，那是一种难以用语言和文字来描绘的境界。内心没有了杂念，你会体验到从未有过的澄净，全身上下的气通了，你会感觉到从未有过的轻松。这便是《黄帝内经》所描绘的"恬淡虚无，真气从之"。心空了，人静了，气便运转起来了。

所以，我常说太极拳是最好的补气方法之一。

不过，太极拳虽是补气最好的方法之一，却较难学，必须要有一定传统文化的积淀，要有一定的悟性，而且非下苦功不可。不过也别担心，还有很多补气的方法，既简单易学，效果也很好。

第一节　最简单的补气法：清晨拍手

拍手很简单，效果却不简单。

拍手是一种至刚至阳的养生方法，其主要功能就是补气。手是阳气的大本营，脚是阴气的大本营。手穴共有 39 个，拍手可以震动阳气，推动全身气的运行。

为什么要早上拍呢？因为早上太阳刚刚升起，天地间的阳气开始慢慢积累，人体内的阳气也随着旭日开始升发，以人配天，此时拍手可以促进阳气的升发，利于全身之气的运行。

乾隆皇帝活得很长，诗也写得很多，不过好诗却很少，他有一首诗是写手与气血的关系的："掌上旋日月，时光欲倒流，周身气血清，何年是白头？"从文学的角度来说，乾隆爷的这首诗不足称道，但从养生的角度看，这首诗却很有价值。他说人的手掌上藏着健康长寿的秘密，掌握了这个秘密，岁月就会倒流。这个秘密是什么呢？那就是拍手。拍手能疏通全身气血，周身的气血清了，什么时候才会有白头发呢？乾隆爷的诗虽有些夸张，但拍手的确有不凡的补气效果。

一天清晨，在公园的角落里传来阵阵拍手声，一群人一边拍手，一边高喊，仔细一听，喊的是："浑身通畅，百病不生……"路过的人看着这一群人，小声嘀咕着："这能管用吗？神经兮兮的。"等他们拍完手后，我便上前与他们攀谈起来，一位花白胡子老人告诉我说，这拍手可管用了，他以前患有哮喘，心肺功能衰弱，求医问药了十几年也没有多大改善。后来开始拍手，每天清晨都来公园，几年来从没间断过，现在他的哮喘已好几年没犯了，显然，拍手补气法疏通了他全身的气机。这时，一位满头白发的老人从我们身边走过，花白胡子老人压低了声音，悄悄对我说："您看见这位了吗？他以前患有尿毒症，每星期要做三次血液透析，后来练习拍手，每天用力拍一两千下。现在，他跟换了个人似的。"

　　别人也许对拍手不以为然，我却对此深信不疑。人身上有十二条经络，与手掌相连的就有六条，它们分别是手太阴肺经、手少阴心经、手厥阴心包经、手太阳小肠经、手少阳三焦经和手阳明大肠经（图5-1）。经络是气的管道，连接着五脏六腑，经

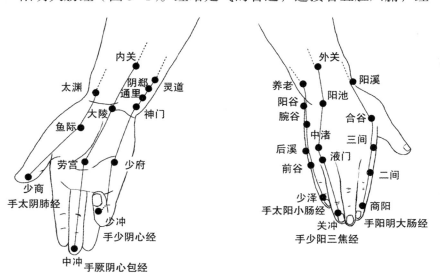

图5-1　手部经络走向图

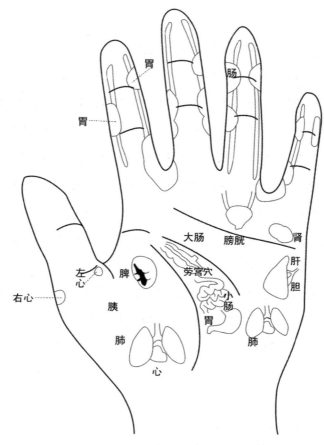

图5-2　手部脏腑反射图

络被堵塞了，气的运行就不通畅，人就会生病。拍手可以同时疏通六大经络，其作用不可小视（图5-2）。

　　为什么要一边拍手，一边大喊大叫呢？我们的身体不仅是物质的，也是精神的，人的精神可分为三个层次，精神的第一个层次藏在人的大脑里，被称为意识，人们常常用它来思考金钱、美女和权力；精神的第二个层次藏在人的心里，在这个层面上，人们常常会产生宁静、忧虑和恐惧等情绪。精神的第三个层次藏在人的肝里，中医称为魂，《黄帝内经》说"心藏神、肝藏魂"。用西方术语来说，神和魂就相当于人的潜意识。在意识的世界中，人们需要的是思考，在潜意识的世界中，人们需要宁静、爱和感恩。意识能给我们财富，潜意识则能给我们带来健康。譬如，人睡觉了，大脑中的意识休息了，但心和肝中的潜意识仍在工作，它指挥你的肠胃仍在消化，指挥你的血液仍在流动。所以，身体要想健康，就要让潜意识的工作正常。同时，人的意识也可以影响潜意识，意识影响潜意识的方法之一就是暗示。譬如你不断重复某一句话，给身体以暗示，久而久之，这句话就会由意识转化成潜意识，直接进入心和肝，从而影响我们的身体。公园里的人不停地高喊"浑身通畅，百病不生"，这就是暗示，时间一长，这种意识就会转化为潜意识，影响我们的全身。所以，人的意念有时比最好的药还管用。

但要注意的是，我们给身体暗示时，是向内进入人的潜意识，而不是向外调动人的意识。比如，你不断重复这样一句话："我要活到 100 岁"，这明显是一种欲望，它调动的是人的意识。所以，你越暗示，欲望就会越强烈，以欲望来满足欲望，无异于火上浇油。如果将这句话改为"我能活到 100 岁"，虽然是一字之差，却大不一样了，这句话调动的是身体的潜能，它很容易进入人的潜意识。潜意识对意识是有选择的，它不会选择欲望和贪婪，只会选择爱和感恩，所以，我们在暗示之时，一定要切记。

下面，我把几种简单有效的拍手方法教给大家。

第二节　基本拍手补气法

　　十指分开，手掌对手掌，手指对手指，均匀拍击，切记拇指与其他四指分开，以免拍手过度造成瘀血（图5-3）。开始可以轻拍，以后逐渐加重。以自己的双手能承受为度，但不能太轻，否则起不到刺激手掌穴位和反射区的作用。

　　拍手最好在清晨进行，如果觉得拍手时发出的噪声太大难以接受，也可以拍"空心掌"，即手掌弓起，手指张开，拍下去时，只拍到手指尖及手掌的边缘部分（图5-4）。但是这种方法的打击面缩小了，效果会差一些，因此拍打的时间要相对加长。

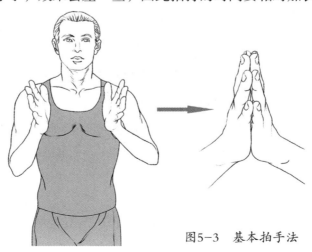

图5-3　基本拍手法

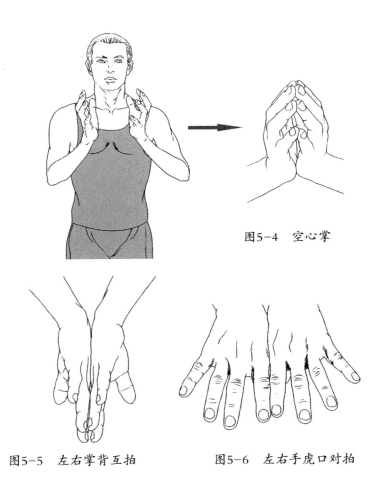

图5-4　空心掌

图5-5　左右掌背互拍　　　图5-6　左右手虎口对拍

除了最基本的手掌相拍外，还可以左右掌背互拍（图5-5），左右手虎口对拍（图5-6），两手掌弯曲互拍（图5-7），以一手的手刀击另一手的掌心（图5-8），以掌心击虎口（图5-9），两手握拳对拍（图5-10）。不要小看这些小动作，这些都是大有讲究的。只要你细心阅读手部穴位和反射区的图（图5-1、5-2），就会明白，每一个小动作都对准了一个或几个重要的穴位和反射区。刺激它们，就能打通经络，保证气血的通畅。

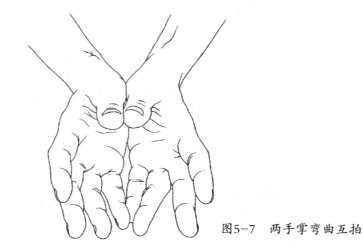

图5-7 两手掌弯曲互拍

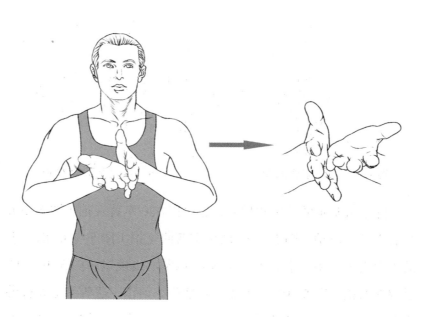

图5-8 手刀击掌心

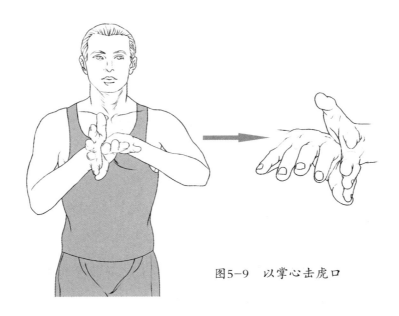

图5-9　以掌心击虎口

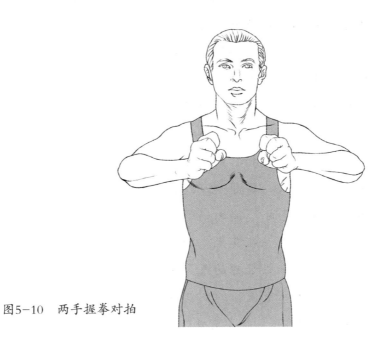

图5-10　两手握拳对拍

第三节　高级拍手补气法

高级拍手补气法主要有以下几种：

1. 掌背轻拍背部及脊椎骨（图5-11）。脊椎骨的每一节都有督脉的穴位。督脉是人体奇经八脉之一，有调节阳经气血的作用，既可以抵御外邪，又可以温通经脉，滋润五脏六腑。两手握拳，用手背轻拍后背督脉上的命门穴，可以益气补肾，强腰壮阳，扶持正气。如果能同时轻拍后背膀胱经的穴位，补气效果更为明显。

2. 双手掌背拍打尾椎骨上部（图5-12）。尾椎骨末端，道家叫做"尾闾"，是打通督脉的起点，仙骨正在其上。拍打此处，可以加强督脉的气，从而促进排便。有便秘的朋友可以试试这种方法，简单有效。

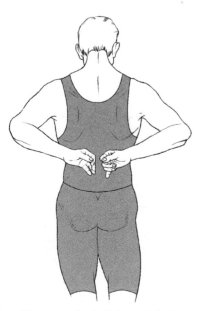

图5-11　轻拍背部及脊椎骨

3. 接着用左右掌轮流拍打左右臀部的中线（图5-13），这是足太阳膀胱经所经过的地方，拍打膀胱经有助于利尿。最后轮流拍打臀部外侧（图5-14），这是足少阳胆经所经过之处，拍打

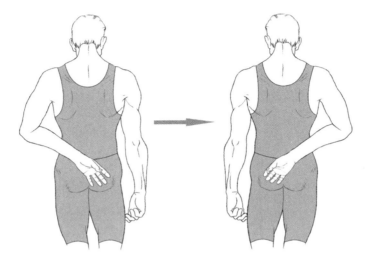

图5-12　双手拍打尾椎骨上部

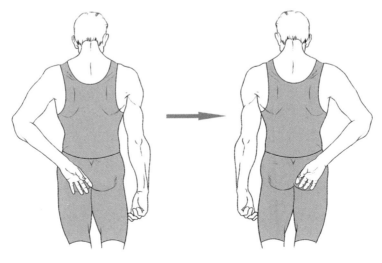

图5-13　双手拍打臀部中线

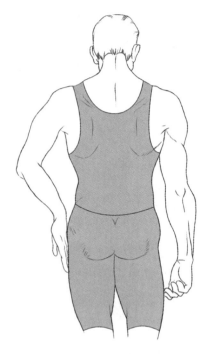

图5-14　双手拍打臀部外侧

此处可以促进胆汁分泌，提高肝胆的消化、供血、解毒功能。

很多爱美的女士总是抱怨脸色暗沉、长斑，实际上这是体内的毒素造成的，每天用这种办法拍打，可补督脉之气，促进排便，将体内的毒素排出，体内干净了，皮肤自然变得白皙透亮，由内而外散发出动人的光彩。

4. 轻拍腹部。用左右手掌轻拍腹部（图5-15）。腹部有几条经脉经过：任脉、足阳明胃经、足少阴肾经、足太阴脾经、足厥阴肝经，双手轮流轻拍此处，有助于加强脾胃肝肾之气。任脉循行于腹部正中，总揽全身的阴经脉气，负责人体的精血和津液。如果任脉不畅，泌尿与生殖系统就会出现问题，如月经不调、阳痿、疝气、盆腔肿块等。经常轻拍腹部的任脉，可以刺激人体性

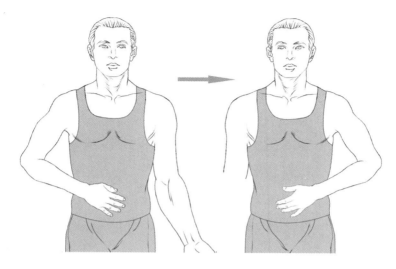

图5-15　双手轻拍腹部

激素的分泌，调节人体的阴经，从而延缓衰老。轻拍腹部，对肝胆疾病、泌尿与生殖系统、消化系统、神经系统、眼科疾病等都有好处。有的人腰疼时总下意识地去捶腰，实际上，腰疼很可能是气血在肝经中流通不畅引起的，坚持轻拍腹部，就能改善并治愈腰疼症状。

5.握拳击掌。一只手用力握拳，另一只手张开，以拳击掌，可以强化手掌筋骨之力，从而强化手部末梢神经，来加强全身气血循环（图5-16）。做此动作时要配合脚步，边行走或者边踏步来握拳击掌。现在人们出门有车，上楼乘电梯，走路的机会越来越少，双脚变得有气无力，脚上六条经脉的气不足，会导致肝、胆、脾、胃、肾、膀胱的功能衰退。

人的脚和手一样，也有很多反射区，这些反射区通达全身的脏腑。脚反射区的气血堵塞，相对应的脏腑就会出现疾病。如果一边走路一边练习拍手，手脚都能得到按摩刺激，就是非常好的保健治病之道。

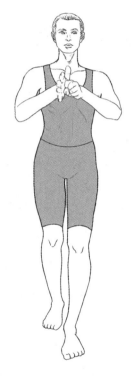

图5-16　握拳击掌

第四节　站桩补气法

还有一种简单的补气法——站桩。

"要把骨髓洗，先从站桩起"，站桩是一种姿势，这种姿势能调动全身的气机，促进气血的流通。

站桩既能保养心神，又能锻炼形骸；既能强健脑力，又能增长体力。可能很多人会认为，你说的站桩不就是蹲马步嘛，谁不会啊，哪有这么神奇啊。其实，蹲马步是站桩的一种，站桩还有很多种类。大家可别小瞧了这个站桩，"万动不如一静，万练不如一站"。

人在年轻时，一般下焦比较实，上焦比较虚，上焦是指心与肺，下焦是指肝与肾。上虚下实，元阳充足，头目清醒，人就充满了活力。这就像晴朗的天空一样，天上风轻云淡，地面绿树成荫。然而，到了老年，人会渐渐地变为下焦虚，上焦实。上虚下实，头轻脚重，人就会神清气爽；下虚上实，头重脚轻，人就会昏昏沉沉。所以，中医认为上虚下实是身体健康的标志，上实下虚则是病态的表现。

人为什么会上实下虚呢？这是因为气的流动不通畅了，气都集中在了上部，不下降了，上面当然实了，下面当然虚了。天地是个大宇宙，人体是个小宇宙，人体的法则遵循天地的法则。天地之间清气上扬，浊气下沉，人体内也应该清气上升，浊气下降；人体内上虚下实，天地之间也应该上虚下实。如果下面的地虚了（森林被乱砍滥伐，导致水土流失），那么，上面的天就变实了（沙尘暴会笼罩天空）。

那么如何来改善这一状况呢？国家的政策是植树造林，让下面的地先实起来，下面实了，上面的天自然就虚了。中医养生的道理也一样，要让上焦的心肺之气降下来，先要让下面的肝肾之气充实起来。方法之一就是站桩。站桩，关键是一个"桩"字，桩就是要让身体的下半部分稳定下来，要有生根之感。你一动不动地站在那里，头顶天，脚踏地，身体先有了根，体内的气才会自动地慢慢回归原位，该上升的上升，该下降的下降，清气上升，浊气下降，时间一长，身体就恢复到上虚下实的状态。这就好比一杯混浊的水，你越搅动，它越混浊，你让它静止不动，轻的东西就会往上浮，重的东西就会往下沉，不一会儿，你就能看见一杯清澈见底的水。

站桩时曲肘抬臂、屈膝下蹲，其目的就是让身体重心下降，使下面充实，下面充实了，肾精就会充实，肾精充实了，宗气运行通畅，心肺之气下降，肝肾之气上升，这样一来，人就进入了上虚下实的状态，就能健康长寿。《黄帝内经》对站桩有具体的论述："把握阴阳，呼吸精气，独立守神，骨肉若一，故能寿蔽天地……"

千百年来的实践证明，站桩是补充元气最好的方法之一。元气充满以后，人就会身强力壮，具有抵抗一切疾病的能力。许多

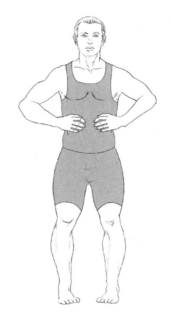

图5-17　站桩图

身体健康的人长期站桩,他们都享有高寿。而一些体弱多病之人,通过站桩,一样从中获益。站桩不仅可以疏通经络,调和气血,使阴阳相交,加速新陈代谢,还可以加强各脏器、器官乃至细胞的功能,并且对许多慢性病都有很好的疗效,如高血压、心脏病、糖尿病、肥胖症、高血脂症、痛风等。

我在这里给大家介绍一种最基本的站桩补气法(图5-17)。在练习站桩前,应排空大小便,并把衣扣腰带松开,而且饭前、饭后1小时不宜练习。

1. 脚:两脚呈内"八字"形站立,两手抬至胸前,两脚站得不能太宽,脚跟比肩稍宽一些,脚尖和肩宽度差不多。

2. 头：头要正，百会上领，下颏微收。口微微闭，舌抵上腭，神情平静。目光平视，自然呼吸，全身放松。使周身上下气机平衡、和畅。

3. 手：手指自然舒张，中间仿佛有一个气球，两手要小心翼翼地捧着它、抱着它，两臂圆撑，和身体环抱成半圆形，手的位置开始时可以放低一点，以后再慢慢上升，但两手高不过肩，低不过脐。

4. 肩：肩部放松，不能绷紧，不能端肩膀。肩膀要很自然地耷拉着，往下松。这时锁骨、胸部有点沉，所以肩下松时还要往两侧外撑。有的人站桩时间一长就身上流汗，两手冰凉，原因就是肩肘没放松，气运行受阻。因此，在练习站桩前要把肩膀抖搂抖搂，放松地前后转一转。

5. 膝：膝盖微屈，膝盖不能过足尖，大腿根部空虚，呈似坐非坐状态。

6. 身体：上身挺直，不能塌腰翘臀。胸部微含，把背拉直。腹部放松微回收。会阴上提，尾闾下垂指向地面。会阴往上提，气就能往上升，配合着百会上领，这样上下气机连成了整体，气机平衡，内蕴充足，才能显现出"站如松"的挺拔英俊、内气浑厚的姿态。体内气机充足、通畅了，身体自己会往下蹲。下蹲时膝盖不能过脚尖，这样站桩既出功夫又长力气。但是一定要注意尾闾下垂，否则体内的气只上不下，气机上涌，失去平衡会导致血压升高。

保持这个姿势，尽量放松全身，什么都不要想，让气血自然流动。一般至少站 30 分钟。开始练习站桩时，会觉得很费力气，膝盖、大腿酸痛。有的人还会哆嗦，这是正常的反应，没有关系，哆嗦劲儿过去慢慢就好了。腿酸痛时一定要坚持，忍耐一会儿，酸痛是因为你的身体里气不足，无力支撑身体重量。这时你可以用意念去体会哪个部位酸，怎么个酸法，气随着意念行走，你的意念到了酸痛的部位，气就会注入这个部位。等到这个部位的气慢慢充足之后，酸痛也就消失了，这时你的身体就会蹲得更低、更稳了。大家一定要牢记，站桩站直了虽然省劲，但越直越没有效果，如果能蹲得低一点儿尽量蹲低。当然，身体下蹲时不要勉强往下坐，低到一定程度就行了。

站过桩的人都有这种体验，只要站上一会儿，你就能感觉到四肢发热，这是因为你的气血开始旺盛起来了，再站一会儿，你会自然地感觉到体内气的运动，你的意念到了哪里，气就会跟到哪里，这是因为你身体内的经络开始连通了，经络连通之后，气血就会畅通无阻，身体的各种病症就能很快得到改善。正如苏东坡评价练站桩时所说："其效初不甚觉，但积累百余日，功用不可量，比之服药，其力百倍。"

我曾经治疗过一位 40 多岁的中年男性痔疮患者，他患痔疮已经很多年了，一直没有根治。只要一咳嗽或一使劲儿，就有可能出现肛门脱垂的现象。痔疮给他带来了无尽的烦恼，他经常为此焦躁不安、坐卧不宁，而且他还有高血压。痔疮是身体气虚的反映，人的身体一虚弱，正气虚损，血脉阻滞，就容易生湿积热，湿热下注肛门，便引发了痔疮。要想根治痔疮，就应补气。我建议他练习站桩。一开始他还不愿意，不相信站桩就能治病，非得要我给他开一堆中药。我劝他，你吃了这么多年的药也没见好，尝试一下新的方法也无妨啊。他勉强同意了，回家后按照我说的，每天开始练习站桩，开始是每次站 20 分钟，慢慢地每次站半小时。刚开始几天他还总给我打电话抱怨，说站桩时手脚经常出现发麻、发胀的感觉，皮肤就像是无数蚂蚁爬过似的，很不舒服。我告诉他，皮肤出现这种"蚁走"的感觉，正是气血开始通畅的表现，血为气之母，气为血之帅，如要血通，则气必先通，不用担心，这是好现象。后来，我就再没接到他的抱怨电话，大概过了三个月，我已经忘了这件事了，一天他又打来了电话，告诉我，痔疮已经好多了，血压也稳定了，他兴奋地说自己现在对站桩已上了瘾，一天不站，心里就空落落的。听完他的话之后，我又想起苏东坡的话来：站桩有时比之服药，其力百倍。

第五节　补气六字诀

　　有两位病人，一位患了肺癌，一位患了肝癌，患肺癌的病人是部队离休的老干部，家里条件好，什么药都能报销，最好最贵的药都用上了，每天花费 500 多元，最后癌细胞倒是给控制住了，小脑却萎缩了，就这样不到一年就去世了。患肝癌的病人家里很穷，吃不起那么贵的药，只好想别的办法，听说六字诀对身体很好，于是，每天一大早就起床，在公园的大树下，练起了六字诀，一练就是 8 年。现在，他俨然成了公园里的名人，每天早上，我们都会看到这样一幅画面：银杏树下，一位身材瘦高的男人，半蹲身子，缓缓发出一个长长的声音——嘘！

　　补气六字诀，是古代流传下来的一种吐纳养生法，它最大的功能就是通过呼吸引导，调动五脏六腑之气。五脏六腑之气混浊，人就会生病，如果将五脏六腑的浊气吐出，再吸纳清新之气，人就会恢复健康。那么，如何来吐出体内的浊气呢？古人发明了六字诀——嘘、呵、呼、呬、吹、嘻。

　　发嘘声可以吐出肝上的毒气。
　　发呵声可以吐出心上的毒气。

发呼声可以吐出脾上的毒气。

发呬声可以吐出肺上的毒气。

发吹声可以吐出肾上的毒气。

发嘻声可以吐出三焦上的毒气。

84　　　通过六字诀吐出了脏腑内的毒气，再吸纳天地间的清气，五脏六腑之气如此循环，日日更新，就会激发它们的潜能，这样一来，人就会精神百倍，健康长寿。那么，六字诀为何对癌症病人有如此大的作用呢？因为癌细胞是厌氧细胞。诺贝尔医学奖得主温伯格医生的研究证实，癌细胞与正常细胞最大的差异是，正常细胞需要充足的氧气才能生存，而癌细胞正好相反，癌细胞是厌氧细胞，只有在氧气不足和血中氧气浓度太低时，才会生长。所以，一些人患了癌症后，进入深山老林过着简单的生活，却奇迹般地康复了，就是因为深山中的空气清新，负氧离子的含量很高。同样的道理，清晨，人们通过六字诀，最大限度地吐出脏腑内的浊气，最大限度地吸入空气中的氧气，就会增加身体内氧气的含量，身体内的氧气一多，癌细胞就失去了生长的条件。其实，不仅是癌症，很多慢性病都是身体内的氧气不足造成的，所以，六字诀不仅对癌症病人有帮助，对大多数病人和没病的人也都有好处。

如何呼出肝上的毒气（图5-18）？

要呼出肝上的毒气，就要发出"嘘——"音。首先，两足开立，与肩同宽，头正颈直，含胸拔背，松腰松胯，双膝微屈，全身放松，呼吸自然。

嘘，读xū。口形为两唇微合，有横绷之力，舌尖向前并向

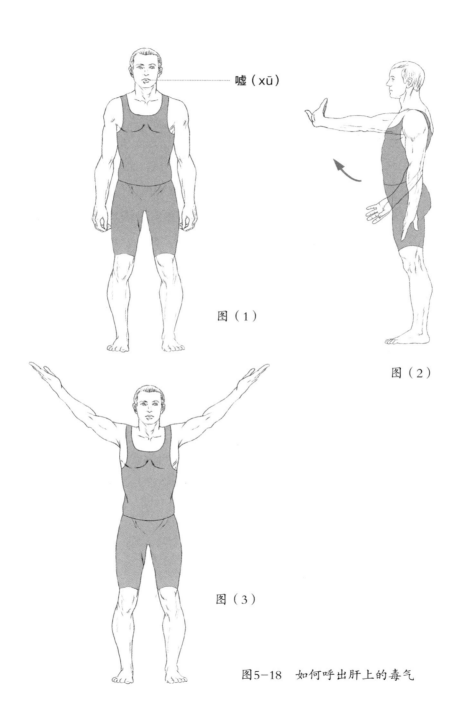

嘘（xū）

图（1）

图（2）

图（3）

图5-18　如何呼出肝上的毒气

内微缩，上下齿有微缝。

然后，呼气时念嘘字，足大趾轻轻点地，两手自小腹前缓缓抬起，手背相对，经胁肋至与肩平，两臂如鸟张翼向上、向左右分开，手心斜向上。两眼反观内照，随呼气之势尽力瞪圆。呼气尽吸气时，屈臂两手经面前、胸腹前缓缓下落，垂于体侧。再做第二次吐字。如此动作六次为一遍，做一次调息。

嘘气功可以治疗目疾、肝大、胸胁胀闷、食欲不振、两目干涩、头目眩晕等症。

如何呼出心上的毒气（图5-19）？

要呼出心上的毒气，就要发"呵——"音。呵，读 kē。口形为半张，舌顶下齿，舌面下压。

呼气念呵字，足大趾轻轻点地，两手掌心向里由小腹前抬起，

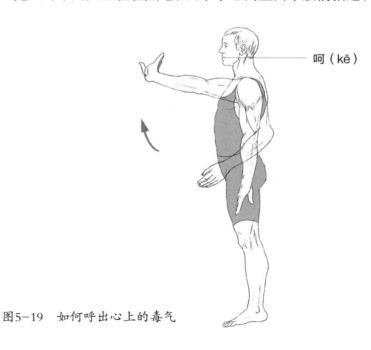

呵（kē）

图5-19 如何呼出心上的毒气

经体前至胸部两乳中间向外翻掌，上托至眼部。呼气尽吸气时，翻转手心向面，经面前、胸腹缓缓下落，垂于体侧，再行第二次吐字。如此动作六次为一遍，做一次调息。

呵气功治心悸、心绞痛、失眠、健忘、盗汗、口舌糜烂、舌强语塞等心经疾患。

如何呼出脾上的毒气（图5-20）？

要呼出脾上的毒气，就要发"呼——"音。呼，读 hū。口形为撮口如管状，舌向上微卷，用力前伸。

念呼字时，足大趾轻轻点地，两手自小腹前抬起，手心朝上，

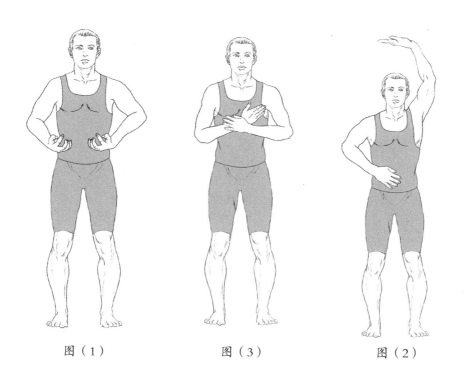

图（1）   图（3）   图（2）

图5-20   如何呼出脾上的毒气

补气最简单的方法　第五章

至脐部，左手外旋上托至头顶，同时右手内旋下按至小腹前。呼气尽吸气时，左臂内旋变为掌心向里，从面前下落，同时右臂回旋掌心向里上穿，两手在胸前交叉，左手在外，右手在里，两手内旋下按至腹前，自然垂于体侧。再以同样要领，右手上托，左手下按，做第二次吐字。如此交替共做六次为一遍，做一次调息。

88

呼字功治腹胀、腹泻、四肢疲乏、食欲不振、肌肉萎缩、皮肤水肿等脾经疾患。

如何呼出肺上的毒气（图5-21）？

要呼出肺上的毒气，就要发"呬 ——"音。呬，读 xì。口形为开口张腭，舌尖轻抵下腭。

呼气念呬字，两手从小腹前抬起，逐渐转掌心向上，至两乳

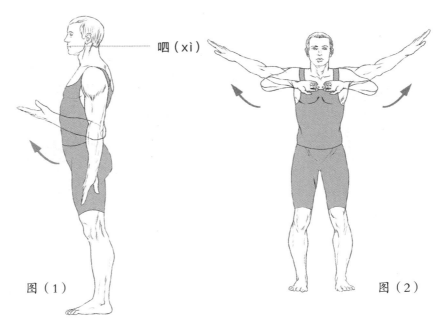

呬（xì）

图（1）   图（2）

图5-21　如何呼出肺上的毒气

平，两臂外旋，翻转手心向外成立掌，指尖对喉，然后左右展臂宽胸推掌如鸟张翼。呼气尽，随吸气之势，两臂自然下落垂于体侧，重复六次，调息。

如何呼出肾上的毒气（图5-22）？

要呼出肾上的毒气，就要发"吹——"音。吹，读chuī。口形为撮口，唇出音。

呼气读吹字，足五趾抓地，足心空起，两臂自体侧提起，绕长强、肾俞向前画弧并经体前抬至锁骨平，两臂撑圆如抱球，两手指尖相对。身体下蹲，两臂随之下落，呼气尽时两手落于膝盖上部。下蹲时要做到身体正直。呼气尽，随吸气之势慢慢站起，两臂自然下落垂于身体两侧。共做六次，调息。

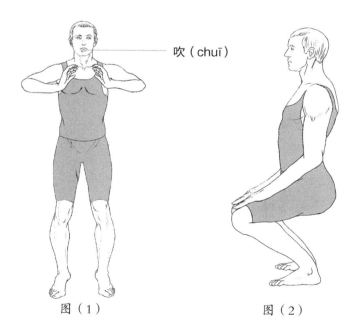

吹（chuī）

图（1）　　　　　图（2）

图5-22　如何呼出肾上的毒气

吹字功可治疗腰膝酸软、盗汗遗精、阳痿、早泄、子宫虚寒等肾经疾患。

如何呼出三焦的毒气（图5-23）？

要呼出三焦的毒气，就要发"嘻——"音。嘻，读 xī。口形为两唇微启，舌稍后缩，舌尖向下。有喜笑自得之貌。

90

呼气念嘻字，足四五趾点地。两手自体侧抬起如捧物状，过腹至两乳平，两臂外旋翻转手心向外，并向头部托举，两手心转向上，指尖相对。吸气时五指分开，由头部循身体两侧缓缓落下并以意引气至足四趾端。重复六次，调息。

嘻字功治由三焦不畅而引起的眩晕、耳鸣、喉痛、胸腹胀闷、小便不利等疾患。

补气六字诀全套练习每个字做六次呼吸，早晚各练三遍，日久必见功效。

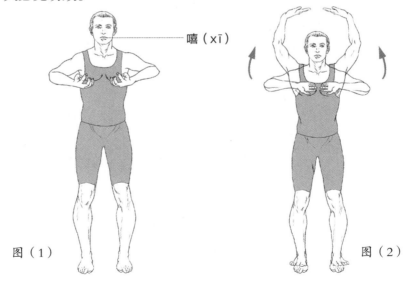

嘻（xī）

图（1）　　　　　　　　　图（2）

图5-23　如何呼出三焦上的毒气

第六章

十大补气穴位

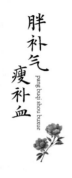

经络就像一条条铁路线，内连五脏六腑，外连四肢百骸，穴位是这些铁路线上的一个个车站，它们的主要作用是为列车加水、加油，增加动力。而气血则是列车上装载的货物。

气为血之帅，血为气之母，气是血运行的动力，当列车载着气血在铁路线上运行一段距离之后，气就会逐渐减弱，列车就必须在下一个车站补气，以便继续前行。在人体中有十个最重要的补气穴位，就是这些穴位负责为各条经络补充真气，增加动力。我们先来看一下脾俞穴。

第一节　脾俞穴

脾俞穴是足太阳膀胱经中的穴位，位于人体的背部，在第十一胸椎棘突下，左右旁开两指宽处（图6-1）。脾俞穴这个名字很有意思，你们看，脾指的是脾脏，说明这个穴位一定与脾脏有很大关系。那么，一个与脾有很大关系的穴位为什么会跑到膀胱经上去了呢？如果我们弄懂了"俞"字的含义，也就明白了，"俞"通"输"，意思就是运送。"脾俞"的意思就是将脾脏湿热之气向外输送入膀胱经。膀胱经就像汽车的散热器，人体内的外散之热沿着它上行，冷降之液顺着它下行。人感冒发热了，多喝水多排尿，就会好起来，其原因就是体内之热顺着膀胱经散了出去。

"脾俞穴"是专门负责外散脾脏湿热之气的。下文我们要说脾有四怕，怕湿就是其中之一。如果脾脏中的湿热之气散不出去，脾的功能就会受损，脾是气血生化之源，脾一受损，气血就会虚弱。所以，脾俞穴是人体内最重要的补气穴位之一。

脾俞穴就像铁路线上的一个大枢纽，这个枢纽不通畅，整条铁路就会瘫痪，脾脏内的湿热之气运送不出去，时间一长，整个人都会出毛病。那么，如何保证脾俞穴的功能正常呢？最简单的方法就是：勤按摩、勤拔罐、勤艾灸。根据季节的不同，采用的

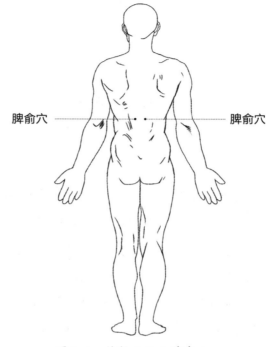

脾俞穴 .... 脾俞穴

图6-1 补气穴位之脾俞穴

方法也要有所区别。早春和晚秋最好采用拔罐；夏末和冬季则用艾灸比较好。夏、冬两季进行艾灸不但可以温补脾气，还能祛湿。如果平常在家不方便拔罐和艾灸，那就选择按摩的方法，不但简单易行，还能取得同样的疗效。

按摩的时间最好选择在每天晚上的 8 点左右，因为这个时候运转了一天的"脾气"已经有些疲弱了，此时将废气排除，补充新气，一则可以缓解白天的劳累，二则可以为第二天蓄积力量。

利用指尖，强力按压背部脾俞穴 3 次，每次 3～5 秒钟，然后将手按放在脾胃部位，先自右向左平推 30 次，再自左向右平推 30 次。注意：按摩时，手掌要紧贴皮肤，向下的压力不要过大。

第二节　足三里穴

中医认为，人体气血最多的经络是胃经，而足三里穴是胃经的主要穴位之一，它具有调理脾胃、补中益气、通经活络、疏风化湿、扶正祛邪之功能。刺激足三里穴，可以激发气血的生化与运行。

《黄帝内经》中说："邪在脾胃，则病肌肉痛，阳气有余，阴气不足，则热中善饥；阳气不足，阴气有余，则寒中肠鸣腹痛。阴阳俱有余，若俱不足，则有寒有热。皆调于足三里。"在人体的360多个穴位中，具有保健养生作用的首推足三里穴，因此它也被人们称为"保健穴"和"长寿穴"。此穴有健脾和胃、扶正培元、祛病延年的功效。经常按压足三里穴能调节胃液分泌，增强消化系统的功能，并能提高人体的免疫功能，延缓衰老。

民间一直流传有"常灸足三里，胜吃老母鸡"的说法，可见足三里对于强壮身体有多重要。针灸或按摩足三里穴能治疗消化系统的常见病，如胃或十二指肠溃疡、急性胃炎、胃下垂等。它对解除急性胃痛效果尤其明显，并且对于呕吐、呃逆、嗳气、肠炎、痢疾、便秘、肝炎、胆囊炎、胆结石、肾结石绞痛以及糖尿病、高血压等，也有辅助治疗作用。

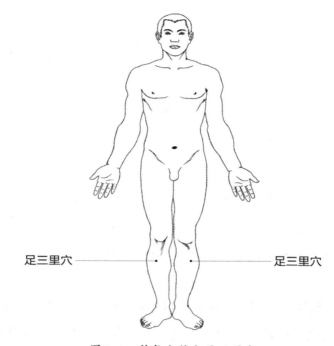

图6-2　补气穴位之足三里穴

　　我教大家几个简便易行的按摩方法，每天坚持按摩，可以防病健身，使人精神焕发，精力充沛。足三里穴位于外膝膝盖下，四指凹陷处（图6-2）。具体按摩方法如下：

　　1. 按足三里：用大拇指或中指按压足三里穴，两侧同时操作。首先按住几秒后迅速松开，然后再按住缓缓加力，再迅速松开，松开时，手指不离皮肤。依次操作5分钟。注意：每次按压时要使足三里穴有针刺一样的酸胀、发热的感觉。

　　2. 揉足三里：用大拇指或中指揉两侧足三里穴。两手按住两侧穴位，朝同一方向转动（顺时针或逆时针均可），转36圈后，再朝反方向转动。注意：揉动不能太快，保持呼吸均匀和缓，两手手指要带动皮肉，不摩擦表面的皮肤。

3. 熨足三里：将两手掌心搓热，并迅速分别贴在两侧的足三里穴上。停留5～6秒，两手沿上下方向擦动，操作5分钟左右，这时小腿应感觉热乎乎的，如果觉得热感不够，可以加长操作时间。用此方法锻炼2～3周，胃肠功能就会增强，不但可以改善睡眠状况，还能使人精神焕发、精力充沛，并且很多慢性病都会得到不同程度的缓解。

对于体形较胖、体内寒湿或痰湿较重的人，最合适的办法是用艾灸灸足三里，每次15分钟，一天1～2次即可。如果采取隔姜灸更好，不易烫伤，一般捏取5～7个艾炷就可以了。

我的太太也是北京一家大医院的内科主任医师，退休以前工作特别忙。有一天，她刚刚风尘仆仆地出差回来，就遇到了重病号。她由于急着去做会诊，便抓起桌子上的矿泉水匆忙地喝了几口。不曾想，三五分钟之后她的肚子就开始痛起来，坚持到会诊完，把任务交付给当班医生，才回家。回到家里以后，我看她脸色发白，腰弯着，一问是肚子疼，就叫她赶紧坐下来，帮她把裤脚卷起来，按摩足三里，先按左边，再按右边。用力按穴位时，她觉得特别疼，而且酸胀。其实对一般人来说，按准穴位的那种痛感是难以忍受的，不过一旦你有这种比瘙痒和疼痛都难受的感觉，就说明穴位找对了。就这样按摩了15分钟，她的肚子有很轻的水动的声音，类似于饥饿的时候，肚子咕咕叫的声音。这时，她的表情已明显放松下来，肚子也不怎么痛了。

第三节　膻中穴

膻中穴是任脉上的主要穴位之一。如果你有胸闷、咳喘、吐逆、心悸等症状，只要按摩膻中穴，就能立刻取得良好的效果。

有一天半夜，我们家楼下邻居老张的气喘病犯了，他的儿子跑来找我去给看看，我到他家时，他因为剧烈而连续性的咳嗽而呼吸急促，脸色煞白。如果再不赶紧采取措施，人就有生命危险了，于是，我赶快在他的胸前找准膻中穴，有节奏地点按了几十次，再配合按摩肺俞穴、内关穴等几个穴位。几分钟后，他的气喘终于平息下来，人也慢慢缓过气来了。其实，老张患的是慢性支气管炎，再加上他的烟瘾特别大，所以经常会犯病。而点按膻中穴，可以有效地缓解慢性支气管炎患者的咳嗽、气喘，宽胸顺气，改善不适症状。

对肝病患者来说，经常按摩此穴，更有奇效。

膻中穴为什么会有如此奇效呢？膻中穴应该说是一个很特殊的穴位，它位于人体胸部的正中线上，在两乳头之间连线的中点，属于奇经八脉中的任脉（图6-3）。《黄帝内经》说"膻中者，为气之海"，"臣使之官，喜乐出焉"，即膻中穴是容纳一身之气的大海。所以，按摩此穴，可以打开"气闸"，让全身之气畅通无阻。

遇到不开心的事,多按摩此穴,也能让低落的情绪变得正常起来。如果你情绪不好,气下不能达于足,上不能传于头,全身上下气机不畅,当然会觉得心烦意乱、胸闷不堪,此时,只要按摩膻中穴,自然能宽胸顺气,情绪也就变好了。

按摩膻中穴一般选用拇指或中指的指腹,力度以稍有疼痛感为宜。每次按摩10秒钟左右即可,6次为1遍,一般每天按摩3 ~ 5遍。为了增强效果起见,按摩切忌用蛮力。体质好的朋友按摩时,用力可稍大些;体质不好的朋友,动作要轻柔些。

女性朋友按摩此穴,还具有一定的丰胸效果。生产后乳汁不足的,也可常按摩此穴位。

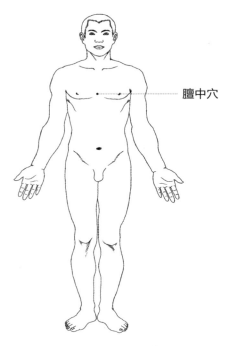

膻中穴

图6-3 补气穴位之膻中穴

第四节　涌泉穴

　　涌泉穴位于足前部凹陷处第二三趾趾缝纹头端与足跟连线的前三分之一处，为全身俞穴中最下面的一个，是肾经的首穴（图6-4）。《黄帝内经》中说："肾出于涌泉，涌泉者足心也。"意思是说：肾经之气犹如源泉之水，发源于足下，涌出灌溉周身各处。因此，涌泉穴具有益精补肾、滋养五脏六腑的作用。在人体养生、防病、治病、保健等各个方面，涌泉穴都有着举足轻重的作用。经常按摩此穴位，能活跃肾经内气、固本培元、延年益寿，特别对于神经衰弱、精力减退、倦怠无力、妇科病、失眠、嗜睡、高血压、晕眩、焦躁、糖尿病、过敏性鼻炎、更年期综合征、畏冷等疾病，都有很好的疗效。

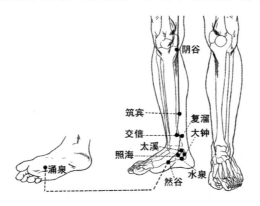

图6-4　补气穴位之涌泉穴

我国民间流传已久的自我养生保健按摩疗法——"搓脚心"，实际上就是推搓涌泉穴的俗称。通过推搓涌泉穴，可以达到对肾经及全身进行由下到上的整体性调节和整体性治疗的目的。有句俗话说得好："若要老人安，涌泉常温暖。"经常按摩涌泉穴对于老年人是特别有好处的，不仅可以使老人精力旺盛、体质增强、增强防病能力，还可以防治老年性的哮喘、腰腿酸软、失眠多梦、神经衰弱、头晕、头痛、高血压、耳聋、耳鸣、大便秘结等50余种疾病。我每天都坚持按摩涌泉穴，身体一直很健康，很少求医问药。

按摩涌泉穴的方法有很多，我现在教大家最简单有效的几种方法。

1. 摩擦涌泉穴。端坐于椅子上，先将右脚架在左腿上，以右手握着脚趾，再用左手手掌摩擦右脚脚心的涌泉穴，直至脚心发热。再将左脚架在右腿上，以右手掌摩擦左脚心的涌泉穴，摩擦到脚心发热为止。

2. 浸泡涌泉穴。每天晚上临睡前，用热水浸泡双脚，热水以自己能适应为度，加少许食盐，浸泡15～30分钟。

3. 拍打涌泉穴。在床上取坐位，双脚自然向上分开，或取盘腿坐位，然后用双手自然轻缓地拍打涌泉穴，最好拍到脚底有发热的感觉。

通过这几种方法刺激涌泉穴，可以促进人体内的气血循环，调整人体的代谢过程；而且还能刺激大脑皮质神经，使人感到轻松舒适，有防治神经衰弱和失眠的作用。

第五节　关元穴

　　关元穴在下腹部，肚脐直下 3 寸（图 6-5）。3 寸的取法并不是要用尺子量，而是用自己的手量。将拇指之外的四指并拢，以中指中间一道横纹为准，四指总共的宽度即为"3 寸"。关元

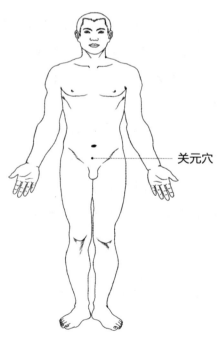

关元穴

图6-5　补气穴位之关元穴

穴为任脉与足太阴脾经、足少阴肾经、足厥阴肝经的交会穴，三焦元气所发处，联系命门真阳，为阴中之阳穴。它是补益全身元气的要穴，点按此穴可补摄下焦元气，扶助机体元阴元阳。它也是历代医家公认的强壮要穴，可以保健和延缓衰老。

按摩关元穴可以明显改善气虚体质。将双手交叉重叠置于关元穴上，稍施压力，然后用交叉的双手快速地、小幅度地上下推动。注意：不可以过度用力，按揉时只要局部有酸胀感即可。

中老年人如果想强身健体、延年益寿，应该常灸关元穴，借助火力，可以温通经络、行气活血、培肾固本、调气回阳、补虚益损，壮一身之元气。

将艾条的一端点燃后，对准关元穴熏烤。艾条距离皮肤2～3厘米，感觉皮肤温热但并不灼痛，每次灸15～30分钟，以灸至局部皮肤产生红晕为度，隔日灸1次，每个月连续灸10次。

第六节　气海穴

气海穴是补气的要穴。气海，任脉水气在此吸热后气化胀散从而化为充盛之气，因此，本穴如同气之海洋，所以得名气海。

前人有"气海一穴暖全身"的说法，是说气海穴具有温阳益气、化湿理气的作用。

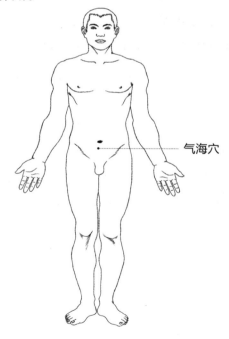

气海穴

图6-6　补气穴位之气海穴

气海穴在肚脐直下大约1.5寸（图6-6），中医认为此处是人体之中央，是生气之源，人体的真气由此而生，所以对于阳气不足、生气乏源所导致的虚寒性疾病，气海穴往往具有温阳益气、扶正固本、培元补虚之功效。我们常说的下丹田，实际上就是指以气海穴为中心的一定区域。

《黄帝内经》说，"正气存内，邪不可干"，"邪之所凑，其气必虚"。说到邪，我们先来说湿邪，它常常在疾病过程中扮演着重要角色，体内有了湿邪，就会阻滞气机，病症就会产生。而气海穴作为人体中阳气蒸发阴液的关键之处，对于湿邪为患、气机不畅所导致的各种疾病——如绕脐腹痛、水肿鼓胀、脘腹胀满、水谷不化、大便不通、遗精、阳痿、疝气、月经不调、痛经、经闭、产后恶露不止、胞衣不下、脏气虚疲、形体羸瘦、腰痛、食欲不振、夜尿、儿童发育不良等，具有良好的疗效。经常按摩气海穴，能使百体皆温、脏腑皆润，促进肠胃蠕动、气血顺畅，强化肝脏及消化道功能。

按摩的方法：先以右手掌心紧贴气海穴，按顺时针方向分小圈、中圈、大圈，按摩100～200次。再以左手掌心，按逆时针方向，如前法按摩100～200次，动作要轻柔缓慢，按摩至有热感，你就能感觉到体内的气血顺畅，身体轻松。

第七节　太溪穴

　　太溪穴位于足内侧，内踝后方与脚跟骨筋腱之间的凹陷处，是足少阴肾经上的主要穴位之一（图6-7）。太溪穴是肾经的原穴，也就是肾脏的元气所居之处，因此太溪穴是一个大补穴，具有滋

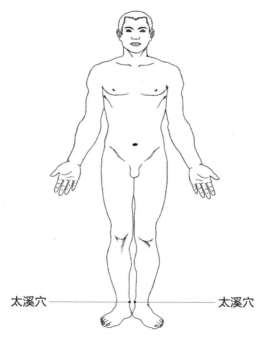

太溪穴 - 太溪穴

图6-7　补气穴位之太溪穴

肾阴、补肾气、壮肾阳、理胞宫的功能。凡是由肾虚引起的各种症状，如腰痛、腰酸、头晕、耳鸣、脱发、牙齿松动、哮喘、性功能减退、习惯性流产等，刺激该穴均可达到意想不到的疗效。

去医院体检，我们发现90％的人都患有慢性咽炎，常觉得咽喉干燥、肿痛，这就属于中医讲的"肾阴不足"引起的咽症。如果一边按揉太溪穴一边做吞咽动作，就可以补充肾气，病情马上就会有所缓解。

两年前我曾经治疗过一个病人，一位30多岁的女同志，她年纪轻轻就患上了遗尿症。她最苦恼的是憋不住尿，只要活动幅度稍大，就会尿失禁，她甚至都不敢大声咳嗽，更不敢大声笑。诊断之后，我发现她是肾气虚弱导致无法固涩缩尿。我没给她开药，只是在她后背的肾俞穴上，左右各拔一个真空罐，同时按揉左右的太溪穴各10分钟。我让她回家后按此方法自己进行治疗，告诉她，只要坚持20来天就会有意想不到的效果。结果，一个星期左右，就在她的肾俞穴上拔出了大水疱，而且太溪穴也被揉得肿痛。事实上，拔出的水疱，还有穴位的肿痛，都是疾病由内到外的一个过程，它说明身体的确有问题。通过拔罐和按揉穴位，20天后，她的遗尿症彻底好了，到现在也没有复发过。

工作了一天，很多人都觉得腰痛或者腰酸，其实，解决的办法很简单，按摩太溪穴就能缓解。女性朋友容易手脚冰凉，每天晚上睡觉前刺激太溪穴，坚持一周的时间，手脚就会变得暖暖的。

第八节　百会穴

百会穴位于头顶正中线与两耳尖连线的交点处（图6-8）。头为"诸阳之会""百脉之宗"，因而百会穴是各经脉之气的会聚之处。其穴性属阳，又于阳中寓阴，故能通达阴阳脉络，连贯周

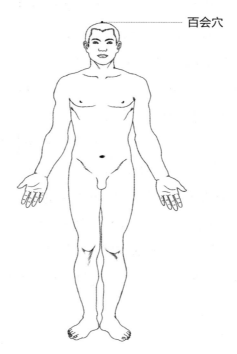

百会穴

图6-8　补气穴位之百会穴

身经穴，对于调节机体的阴阳平衡起着重要的作用，是治疗多种疾病的首选穴，如头痛、头重脚轻、痔疮、高血压、低血压、宿醉、目眩失眠、焦躁等。就算是身体健康的人，经常按摩百会穴也能提神醒脑，增强记忆力。

对于很多受低血压困扰的患者，我常常劝说他们回家自己按摩百会穴，以拇指指腹按摩，力度要适中，注意，按摩时不是用指力，而是呼气、沉肩，肩发力于臂而贯于指。按顺时针方向和逆时针方向各按摩 50 圈，每日 2 ~ 3 次，按摩 20 天左右就能见效。

第九节　肺俞穴

　　肺俞穴在背部，第三胸椎棘突下，旁开1.5寸（图6-9）。肺主一身之气，俞通"输"，有转输经气的意思。因此，肺俞穴就具有调补肺气、补虚清热的功效。它主治呼吸系统疾病及与气

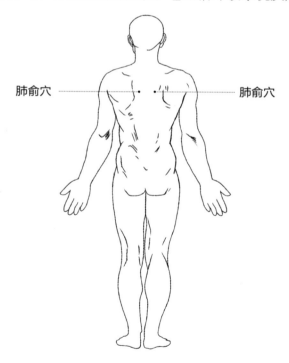

图6-9　补气穴位之肺俞穴

有关的疾病，比如哮喘、咳嗽、呕沫、腰脊痛、癫疾、喉痹等疾病。

经常按摩肺俞穴，可以宽胸理气、降逆止咳。如果能同时按摩天突穴，对治疗连续咳嗽非常有效。用手掌根按揉左右侧肺俞穴各36次为一遍，再用拇指肚向后按压天突穴36次为一遍，一般施治3~5遍即可，或揉按至局部有酸胀感也可以。咳痰时也可以按摩肺俞穴，用手指强压此穴6秒钟左右，重复做3次即可。

每位女性都希望拥有白皙美丽的肌肤，但是随着年龄的增长，中年女性的脸上常常会出现一些雀斑，为了去掉这些斑点，有些女性朋友用尽了各种方法，比如进美容院、进行激光祛斑、用高档化妆品等，但是效果都不尽如人意。那么，应该怎么防治脸上的斑点呢？其实很简单，只要学会在肺俞穴上指压就行，它简单、有效，而且绝对是免费的。

因为，中医有"肺主皮毛"一说，肺气得到调补以后，皮肤就会变得滋润，毛发也会变得有光泽。时间长了，的确有美容祛斑的作用。

方法：一面吐气一面用指头强压穴位6秒钟，由于穴位在背部，操作起来不方便的话，可请他人协助。记住，每20次算1个疗程，每日应做5个疗程。

第十节　悬钟穴

　　悬钟穴位于小腿外侧，在外踝尖上 3 寸，腓骨前缘，属足少
阳胆经（图 6-10）。悬钟又叫髓会和绝骨。顾名思义，它和骨、
髓都关系密切，专管人体骨髓的汇集，对与骨和髓有关的疾病都

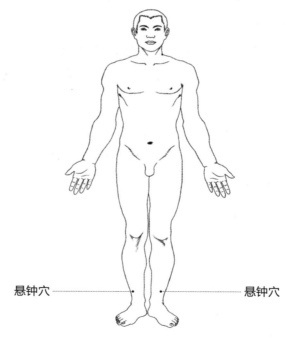

悬钟穴 ----------- • • ----------- 悬钟穴

图6-10　补气穴位之悬钟穴

有治疗作用。另外，它是会穴，会穴的特点就是一穴连着数条经络，地位至关重要。

我们知道，老年人睡觉的时候特别容易落枕，好几天脖子都恢复不过来，脖子只能保持一个姿势，疼得寝食难安。因为老年人体弱，气血虚弱，一旦睡眠姿势不当，枕头过高或过低，就会造成颈部一侧肌群在较长时间内处于过度拉伸状态，使局部气血失于调和，寒邪便乘虚而入，导致血液循环不畅，从而影响代谢产物的排出，最终使颈部肌肉产生了痛感和僵硬感。而悬钟穴是治疗落枕最好的穴位。因为它主髓，而髓与骨相连，因此对气血虚弱和失调导致的落枕有很好的调节作用。

落枕后只要用滚、揉、捏、推等手法给悬钟穴强有力的刺激，只需 10 分钟左右，就能使你感到颈部变轻松，如释重负。而且，经常轻轻敲打悬钟穴还有降血压的功效。

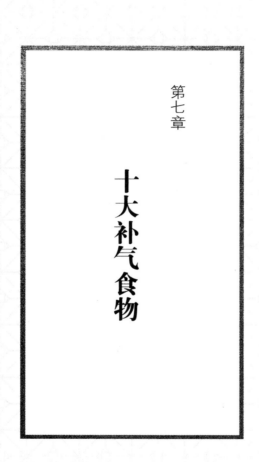

第七章

十大补气食物

116

　　一说到补气，很多人自然就会想到人参。不错，人参的确堪称补气之王。中医里有一个很有名的方子，叫独参汤。此方只有一味药——人参 30 克，辅料为 30 克红糖。记得很久以前，我还没进中南海的时候，某天，邻居家的老太太神色慌张地跑来叫我："胡大夫，麻烦你去看看吧！"我问："出什么事儿了？"老太太语无伦次地说："儿媳妇晕过去了。"我到她家一看，儿媳妇躺在床上，面色苍白，人已经晕厥了。一家人哭作一团，束手无策。原来这家的儿媳妇产后失血过多，元气大伤。我叫老太太赶紧去我家拿人参，又找来红糖，熬了一碗独参汤。一碗参汤下去后，她慢慢苏醒过来，全家人这才长长地舒了口气。

　　人参大补元气，回阳固脱，是药之极品。但人参并不是人人都适用。其实，我们身边许多物美价廉的食物都具有补气的功效。如何选择补气的食物呢？我在这里告诉大家一个秘诀，就是生长于水中的食物以及生长在土里的食物多有补气的作用。因为这些食物吸收的地气最多。中医看待食物的方式与西医不一样，西医只会分析食物的成分，中医则会去观察食物的性能。中医能根据食物的生长环境、生长时间和形状来判定其功能。比如，蚯蚓生活在泥土中，它能在泥土中自由穿行，于是，中医便将蚯蚓做成了一味药，叫地龙。中医的思路是，既然蚯蚓在泥土中能自由穿行，那么，它在人体内就一定会有通络化瘀的作用。果不其然，地龙确实具有通络化瘀的功效。一些体内有血瘀的病人喝了地龙水之后，瘀血慢慢就散了。再比如穿山甲，大家一听名字就明白了一大半，它具有很强的在地底下穿行的能力，制成中药后，其主要功效就是攻坚散瘀、治痹通络。

　　大家明白了中医的思路之后，就容易选择适合自己的食物了。下面，我就介绍 10 种最常见的补气食物。

第一节　土豆

"万物同源，天人一体"，人与动植物之间存在着物性相宜、物类同感的共同规律。因此，我们的先人在最初发现某些食物的药性时，依据的就是"同气相求"的原则。

在这里向大家透露一个小秘诀，多吃根茎类、块茎类的植物有助于补气，比如土豆、山药、红薯，等等。当然，上文说到的人参也属于这一类。因为这类植物生长时全埋在地下，更多地吸收和凝结了地气。可以说，生长环境有时可以从根本上决定植物的药性。了解了这一规律后，大家就可以依据自己的体质有目的地选择一些食物。

如果大家留意过的话，就会发现，土豆和红薯，吃下去以后很容易在肠道里形成气体，尤其是吃得稍微多些以后，就会比平时多放一些屁。这也是此类食物能够生气、补气的原因。

这里，我们单说土豆。一说起土豆，恐怕有人要撇嘴了，觉得土豆太过平常了。没错，土豆是很平常，但也有令人惊奇的作用，就像"伟大寓于平凡之中"这个道理一样。中医认为，土豆味甘、性平、微凉，入脾、胃、大肠三经。有和胃调中、健脾利湿、解毒消炎、宽肠通便、降糖降脂、活血消肿、益气强身、美容和抗衰老的功效。因为对人体有诸多益处，土豆又被称为"地下苹果"，还被称为"十全十美"的食物。

土豆主要入脾经和胃经，可以起到大补脾胃之气的作用。况且，土豆大多生长于夏秋两季，分为夏土豆和秋土豆，中医认为"天气温，地气发"，因此，土豆的生长更多得益于生发的地气，而人食用后可以使气虚的状况得到有效改善，尤其是脾胃气虚的状况。

不过，补气的食物不宜吃得过量，否则很容易出现胸闷、腹胀等问题，一旦出现胀满嗳气的现象，再次食用时可以搭配陈皮等行气的食物一起吃。

第二节　山药

"天气通于肺，地气纳于肾。"山药补气，又入肺经和肾经，能够补益肺肾之气、贯通天地之气。而且，它不热不燥，性味非常平和，食用后，不用担心气机壅滞。因此，山药特别适合那些气虚者食用，人称"神仙之食"。

《本草纲目》里评价山药说："山药益肾气，健脾胃，止泻痢，化痰涎，润皮毛。""益肾气"，说的就是山药可以补益肾气；"健脾胃"指的是它可以扶正脾胃之气；"润皮毛"说的是山药利肺气，而肺主皮毛，因此，山药又有滋养皮肤的作用。再者，从"以色补色"的角度来说，山药色白，而肺色也属白，因此，食用山药可以增益肺气，进而使皮肤细腻白皙，也就是说山药还有美白效果。

山药是典型的药食两用的保健食品。山药用来炒或炖，都是很好的补气食物，无论是从药店买来的山药饮片，还是从菜市场买的鲜山药，作用都是一样的。经常吃，对气虚的人是大有益处的。如果体质虚弱的话，可以适当用山药煮粥来喝。如果是和肉食搭配的话，要当心补益过火。湘菜中有道名菜，叫淮山药炖烧鸡，味道非常鲜美，但有的体质稍热的人吃过之后，第二天早上

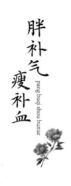

起来，鼻翼发红，鼻子呼出的气发烫，这就是补过了。

在食用山药时，特别需要注意的是，山药有收敛的作用，上火、有实邪或者便秘的人还是少吃或者不吃为好。

第三节　红薯

　　红薯与土豆、山药一样，食用部分都是生于地下的。它们介于粮食和蔬菜之间，是药食两用的保健食品。《本草纲目拾遗》认为，红薯有"补虚乏，益气力，健脾胃，强肾阴"的功效。食用以后，红薯所化的精微主要入脾胃二经，它可以补中和血，又能暖胃生津、益气通便。在这里我们要说的，主要是它有补益脾胃之气的作用，对于脾气虚弱、容易便秘的朋友来说，食用红薯是一个方便有效的选择。若想通过食用红薯补气，最好选择红皮或紫皮，且瓜瓤是黄色的品种，也就是大家说的黄瓤地瓜。

　　可能有些朋友会觉得，我在这里把红薯给神化了，把它的作用夸大了，其实不然。如果用大家都好理解的话来说，那就是吃红薯好处太多了，能抗衰老、防止动脉硬化，能通便，能长力气，等等。

　　我个人推荐大家用最简单的方法来制作红薯，效果会更好，比如蒸、煮红薯或者熬红薯粥喝，这些方法都能很好地发挥红薯补益脾胃之气的功效。需注意的是，红薯吃多了，会造成肠道气机壅滞。老年人不适合多吃红薯。

第四节　香菇

　　香菇是"四大山珍"之一，有"植物皇后""素中之肉"之称，是颇受称赞的药膳。香菇味甘，性平，归肝经和胃经，对于气血亏虚、不耐劳累等有调理作用。尤其是野生的香菇，补气祛湿的功效更为明显。因为野生香菇多生长于山坡之上较为潮湿的地方，因此对于湿气有很强的防御力，其祛湿功能主要来源于此。

　　《本草求真》称："香菇，食中佳品……能益胃助食。"《本草纲目》则称："蘑菇可以益胃肠，化痰理气。"因此，香菇补气，主要指的是补益胃气。总的来说，香菇有益气滋阴、养胃润肺、治风化痰的功效。

　　另外，香菇除了具有补气滋阴的功效之外，还有明显的抗癌作用。

第五节　牛肉

俗语说"牛肉补气，羊肉补形"。多吃牛肉可以补气，但这是指黄牛的肉，一般来说，不同种类的牛，因为生长区域和环境大不相同，食物的品性也有很大差别。比如，水牛肉有点儿凉性，可以降糖；黄牛肉性温，可以补气。黄牛肉的性质，就如同黄牛的性情一样，厚而顺，食用后，可以润枯泽槁、平衡身体。在人们日常食用的禽畜当中，黄牛是体形最大、力气最大的，而黄牛肉也是最能补益气力的。在补气这一点上，黄牛肉的功效堪比黄芪。这一点，不少中医经典书籍都曾提及。

《医林纂要》认为："牛肉味甘，专补脾土。脾胃者，后天气血之本，补此则无不补矣。"脾胃是人的后天之本，只要脾胃的气血旺盛，全身的气血也就都得到了补益，进而全身的器官也都得到了滋养。因此，可以说，补了脾胃就是补了全身，补了脾胃之气就是补了全身之气。

牛肉能够补益脾胃、扶持中气，对于气血两亏、久病体虚的人有很好的调养作用。牛肉首先能够补益脾胃之气，继而全身的经络系统和脏腑都得到了调养。

牛肉的做法很多，炒、烤、煎、炖，无论怎么做都是美味的。

但是究竟怎么做才是最有营养的呢？对于老年人来说，清炖最合适。清炖牛肉既能将其营养成分最大限度地保存下来，又能保证老年人不摄入过多的油脂。牛肉不易炖烂，烹饪时可以放一些山楂、少许陈皮或一点儿茶叶，这样肉比较容易烂，而且山楂和橘皮还有行气的作用，可以在补气的同时防止气机壅滞。炖牛肉时放入一些山药、莲子、大枣等，更有助于补脾益气，对脾胃虚弱、气血不足、虚损赢瘦、体倦乏力者有显著疗效。如果将牛肉与仙人掌同食，还可以起到抗癌止痛、增强机体免疫力的效果。

虽然牛肉的好处很多，但是牛肉的纤维较粗糙不易消化，且胆固醇和脂肪含量较高，故老年人、幼儿及消化能力弱的人不宜多吃、常吃，一周吃一次比较合适。

第六节　泥鳅

俗语说"天上的斑鸠，地下的泥鳅"。意思是，这两者都是极其难得的美味。泥鳅的营养价值和药用价值都非常高，又被称为"水中人参"。它味甘，性平，食用后入脾肺两经，具有补中益气、利水祛湿的功效。

《本草纲目》对泥鳅有着翔实而生动的描述："泥鳅生湖池，长三四寸，沉于泥中。状微似鳝而小，锐首圆身，青黑色，无鳞，以涎自染，滑疾难握。"大家可能纳闷，李时珍把泥鳅描写得这么详细做什么呢？"大家"必不做无谓的事，李时珍的写法自有他的用意。事实上，泥鳅的生活环境、体质特征都造就或者决定了它的药性。因为生活在水底的淤泥里，泥鳅吸取了地气的精华，又因为它"锐首圆身""滑疾难握"，也就是体形有点儿像黄鳝，头尖，身子圆而滑，有利于在泥巴中钻行，因此有非常好的益气功效。再加上泥鳅终日生活在泥中，不怕水湿寒潮，因此泥鳅又有利尿祛湿的功效。

从营养学的角度来说，泥鳅的蛋白质含量非常高，但是脂肪含量低，胆固醇更少，因此很适合老年人食用。有道非常著名的美食叫"泥鳅钻豆腐"，也就是把泥鳅和豆腐都放在凉水中清炖，

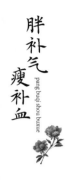

等水慢慢热起来，泥鳅就会为了逃生而钻进豆腐里，这道菜具有很好的进补和益气作用。

身体虚弱、气血不足的人可以将泥鳅和大枣、黄芪一起炖食，有补脾益气和补肝养血的作用。

第七节　兔肉

　　兔肉被称为"荤中之素"，香菇被誉为"素中之肉"，非常有意思的是，这两者都能够补气。兔肉，是非常好的"保健肉""美容肉"，能够补中益气，对于脾胃虚弱、中气不足的人很适用。因为，兔肉所化的精微归肝经和大肠经，而肝脏主要负责排毒，再加上大肠也是排毒的重要通道，因此，兔肉又有凉血解毒的作用。

　　从看得见的营养价值来说，兔肉中含有丰富的卵磷脂，能够保护血管壁，防止血栓形成，强烈建议高血压、冠心病、脾胃虚弱型的糖尿病患者时常吃些兔肉。

　　如果是气血不足或者营养不良的患者，可以利用兔肉做一道补虚汤，来补气益血，增强体质。方法是将兔肉和党参、山药、大枣、枸杞一并蒸熟食用，每天食用两次就可以了。气短乏力的朋友可以用兔肉加上淮山药、黄芪、枸杞煎药，效果很显著。

第八节　糯米

　　大家多留意一下就会发现，用糯米制作的食品在冬天食用的比较多，比如八宝粥、年糕、汤圆等。为什么人们多在冬天食用美味的糯米食品呢？其实，这既是一种约定俗成，又有老百姓的生活智慧和中医道理在其中。冬天地气下沉，而低气温又肃杀伤气，寒冷的天气最易伤到人体的气机，因此，冬天最需要补气。糯米食品是补气暖胃的，因此，它们也成了人们冬天最爱的食品，不但口味好，还能满足补气温中的需要。

　　中医典籍《本草经疏》对糯米的功用做了比较详细的分析——糯米可以"补脾胃、益肺气之谷。脾胃得利，则中自温，大便亦坚实；温能养气，气顺则身自多热，脾肺虚寒者宜之"。糯米能够和缓地补养人体正气，一旦身体的正气充足，身体的御寒能力也就增强了。

　　糯米的黏性比较大，脾胃运化起来有困难，因此，不宜一次食用过多。如果论吃法，糯米粥是最容易消化的。把糯米煮成稀薄的粥来食用，就减轻了脾胃运化时的负担，不仅好消化，还能更好地滋养胃气。

　　如果你不太喜欢吃糯米做成的食物，那也没关系，可以饮用一些糯米酒。糯米酒温中益气、补气养颜，适合所有人食用。

第九节　韭菜

从中医的角度来说，韭菜入肝经、胃经和肾经，生韭菜辛而行血，熟则甘而补中，能益肝散瘀。吃熟韭菜可以起到补肝肾、暖腰膝、兴阳道的作用，也就是说韭菜有补气壮阳的作用，因此，韭菜又有一个别名，叫"起阳草"。民间又有"男不离韭，女不离藕"的说法。其取义，就是藕能滋阴，韭菜可以壮阳。

韭菜是多年生的植物，一茬割完又长一茬，好像永远有使不完的力气在生长，因此，它又有助益人体气机的药性。

韭菜四季都有，但只有在冬、春季节食用比较好，冬、春气温较低，而韭菜性温，可以补益肾气，旺盛精力。有句俗语说韭菜"春食香，夏食臭"。其实，说的也是食用韭菜的时令。冬天人体贮藏阳气，韭菜温补肾阳，最宜人体收藏阳气；而春天人体肝气偏盛，木克脾土，因此，脾胃的运化功能会受到影响，食用韭菜刚好可以增强脾胃之气。

逢冬、春季节，建议大家适当多吃些韭菜炒鸡蛋和韭菜猪肉馅的饺子或者合子等。

第十节　蜂蜜

蜂蜜味甘、性平，归脾经、肺经和大肠经，可以补益脾气和肺气，是上好的药食两用的保健品，最适合老年人和女性食用。因为，老年人和女性最容易受便秘的困扰，常食蜂蜜可以利肺气、通肠道。而清洁的肠道，规律的排便习惯，也是健康的基础。爱美的女士注意了，红枣补血，蜂蜜补气，在日常生活中应该坚持食用。

蜂蜜固然有补气的作用，但哪种蜂蜜最补气，还是有讲究的。这要看蜜源，也就是蜜蜂是采了哪种花酿造成蜜的。

通常，如果蜜源是有补气作用的植物，那么此种蜂蜜补气的作用也会更胜一筹，比如黄芪蜜、党参蜜、枸杞蜜。

黄芪蜜是很好的补气蜂蜜。因为黄芪本身就是治疗气虚不可缺少的药物，它能够益气固表、利水消肿，从而起到升举中气、强壮身体的作用，最适合气虚多汗的朋友食用。

党参蜜是非常珍贵的蜂蜜，它是由蜜蜂采集名贵药材党参的花酿造的。食用党参蜜可以补中、益气、生津，对脾胃虚弱、气血两亏、体虚无力的朋友来说，是上好的选择。

枸杞蜜是我国名贵的中药，它集蜂蜜与枸杞的精华于一身，具有补肾益精、养肝明目、润肺止咳的作用，特别适合气虚腰痛、遗精滑精、工作繁忙的男性食用。

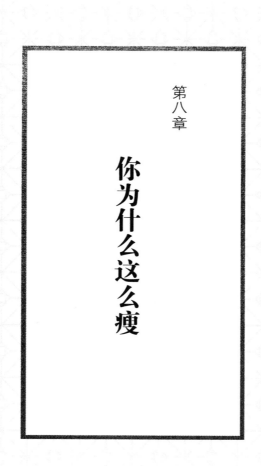

第八章

你为什么这么瘦

人人都有本难念的经，胖人苦恼，人太瘦了，也会苦恼。瘦本来是别人都羡慕的，可是人人见了都说瘦，心里也就有点儿不是滋味了。为什么这么瘦呢？是不是身体有了什么毛病？

其实，胖瘦不是吃多吃少的问题，它和人的气血有着非常密切的联系。简单来说，气虚则胖，血虚则瘦。胖人想要恢复到平和的体质，就应该多补气；瘦人想要恢复到平和的体质，需要多补血。但不同原因导致的胖或瘦又不能一概而论，那么，如何判断自己是哪种类型的瘦，又为什么瘦呢？

一般来说，人瘦是因为血虚，但血虚也是由不同原因所致，可能是阴虚，也可能血瘀或者气郁，又或者湿热。要分清自己到底是哪种类型的瘦，可以从性格、体态、寒热、大小便状况、舌头以及饮食等方面进行自我分析。下面我就详细介绍一下其中的秘诀，有兴趣的朋友可以对号入座。

第一节　火大的瘦人阴虚

看一个瘦人是不是阴虚，首先要看他是不是脾气急躁，一般来说脾气急躁的瘦人阴虚。

阴虚型瘦人最大的特点就是火大。朱震亨在《格致余论》中说："瘦人火多。"火大了，血就少了；阴液耗损严重，就会出现阴虚。这就像一枚李子，刚摘下时新鲜饱满，可是放在太阳下一晒，李子就干瘪了，因为太阳将李子的水分蒸发了出去。人也一样，火气大，蒸发掉了身体内的血液和津液，人自然就会变得干瘪了。叶天士在《临证指南医案》中说："瘦人阴不足。"火热内盛，阴液当然就不足了，所以，《黄帝内经》又云："阴虚则内热。"一个人阴虚火大，表现在外就会脾气急躁。所以，如果一个瘦人动不动就发火，那么他多半是阴虚型瘦子。

看一个瘦人是不是阴虚，还要看他是不是经常手心发热，喜欢冷饮。阴虚，就会使阴阳失衡，阴衰而阳盛。阴不能制阳，阳热之气相对比较旺盛，因此，这类瘦人往往会手心发热、面色潮红、容易失眠、眼花耳鸣，并且喜欢喝冷饮。与此同时，因为阳热之气旺盛，这类瘦人夏天不耐暑，冬天却比一般人抗冻，而且吃同样的东西，比别人更容易上火。

看一个人是不是阴虚，还要看他的身材，阴虚之人一般体形瘦长。阴虚的人之所以会体形瘦长，是因为"阴液亏少，机体失却濡润滋养"。又因为阴液亏少，机体缺乏滋润，这类人也容易鼻子发干、大便干燥、双目干涩。

总之，阴液亏损，火热内盛，所以，此类人的特征可以用两个字来概括：一个是"火"；一个是"燥"。反映在性情上就是性格外向、活泼好动、容易急躁。

根据以上的分析，我们基本可以断定：如果一个瘦人脾气急躁、面色潮红、双目干涩、手足心发热、大便干燥、小便短涩，喜欢吃生冷的食物，那么这个瘦人一定是阴虚型瘦子。

我曾遇到过一位身份特殊的阴虚型瘦人。说起来，这已经是40多年前的事了。那时候，我还在上海工作，有一天突然接到上级命令，说有重要人物来上海，临时调我去做保健医生。当接我的车驶入一家大饭店时，我下车和他见面，只见他面容清瘦，身材也是瘦长的。

上海的冬天又湿又冷。可是我发现他衣服穿得比较单薄，大家都套了棉袄，他仅着一件毛衣，更显清瘦。第二天夜里，他打电话到我的房间，说感觉自己发烧了。我帮他诊脉时发现，脉很细，而且手心发热；望舌，又发现他舌质偏红，舌苔不错，可是津液偏少。再一问他，他说平日容易便秘，小便通常比较短促、颜色发黄。这一切都说明，他的瘦都是阴虚造成的，这种人阴液亏少、阳气偏盛，冬天耐寒，夏天不耐暑，这也就是为什么他比平常人都穿得少，还不觉得冷的原因。其实，这就是典型的阴虚。

瘦人因为阳气偏亢，所以手足心热，喜欢寒凉天气，最怕炎热。所以，阴虚型的瘦人，在夏天应该特别注意防暑；秋天应该特别注意保湿防燥，因为热邪和燥邪最容易伤阴，这对本来就阴亏阳盛的人来说，既是雪上加霜，又是火上浇油。所以，瘦人要特别注意养阴，最好是要多吃些补养肝肾、滋阴清热的食物，而且忌讳吃辛辣的东西。

还有一位年轻的女患者，25 岁，人比较瘦，常常头晕耳鸣。有时候，走着路，头就"嗡"的一下，双眼瞬间一黑，紧接着就是一个趔趄。而且晚上越是想睡觉的时候，"耳朵里的蝉"越是聒噪，睡眠极受影响。更令她头疼的是，排便也是大难题，大便硬结，排出来时呈球状。每次排便都如临大敌，以至于一想如厕的问题，就觉得头疼。她的舌质比较红，口干。好在她出现这种状况只是一个月有余，问题应该是出在生活状态或者饮食结构上。

一问，果不其然，因为毕业临近，同学们经常一起吃吃喝喝，辛辣和油腻的食物吃得比较多，酒和饮料喝得多，水喝得少，使得津液耗得多、生得少，故而内热。只要调理一下，恢复正常生活，身体就可以自行调节。像这种情况，应适当多吃些蜂蜜、百合和苦瓜等滋阴的食物。另外，还要保证睡眠，尤其是保证晚上睡眠的质量，这符合白天养阳、夜晚养阴的道理。

阴虚型瘦人一般比较容易受到糖尿病、高血压或者心脑血管疾病的困扰。所以，如果您恰好是阴虚型的瘦人，那么一定要注意养阴，这是从根本上远离糖尿病、高血压的好办法。

胖补气
瘦补血
pang buqi shou buxue

第二节 长斑的瘦人血瘀

　　瘀血内阻同样可以导致血虚。身体内的血本来是足够的，但因为气滞血瘀，正常的血液运行受阻，于是，供给脏腑器官的血就不够用了。血行不畅，身体得不到滋养，人自然就消瘦了下来。

　　血瘀型瘦子比较明显的特征是皮肤容易长斑。为什么血瘀的人容易长斑呢？因为血瘀之人，血液循环速度缓慢，通过肺部获取新鲜氧气的速度也比较慢，血液里缺少氧气，血色就会慢慢变黑变紫，于是，皮肤就会晦暗；与此同时，血瘀不畅，色素沉淀，皮肤上面就容易出现斑点，这种现象在女性身上表现更为明显，特别影响一个人的容貌。当然，这种斑点不光会长在面部，身上的其他部位也会有。而且，这类人还有一个特点，别人被磕碰了一下后，身上只是红一小块，他被磕碰了之后，身上会出现又黑又紫的一大片。

　　看一个人是不是血瘀，可以看他的舌头。血瘀之人，他的舌头的颜色整体比较黯淡，而且有点状或者片状的斑点，舌头下的两根静脉还会有比较明显的曲张。

　　看女性朋友是不是血瘀，最简单的方法就是看经血的颜色，一般来说，血瘀的女性月经的颜色不新鲜，而且还呈块状。血瘀会导致妇女月经不调、痛经和乳房胀痛。女性血瘀，身体内的血液就会发黑发紫，那么经血自然不会是正常的鲜红色，而且血液淤积不散，流出体外时，就会表现为块状。《黄帝内经》说"素有恶血在内"，恶血指的就是瘀血。《叶天士女科证治秘方》说："妇女形体消瘦，每多热多郁，血少气虚，多热则血稠而行滞，气郁则血凝成瘀，瘀血阻滞胞脉，则经闭不行。症见形体消瘦，月水不通，胸闷不舒等。"

看一个人是不是血瘀，还要看他是不是怕冷。前面我们介绍的阴虚型瘦人是怕热不怕冷，这里介绍的血瘀型瘦人则是怕冷不怕热。人体本来是靠血液循环来调节体温的，因为血液瘀滞受阻，身体调节体温的能力就会下降，因此这类人最怕受风邪和寒邪的侵扰。

最后，看一个人是不是血瘀，还应看他的性情。血瘀可以从一个人的性情上反映出来，气血不顺，人的脾气自然也会不顺，气血内瘀，人的性格就会偏向于内郁，这类人烦躁易怒，特别容易发脾气。明白了这一点，如果大家以后遇到这样的人——体形消瘦，脸上长斑，又脾气火暴，就不要太和他们计较，这和人品无关，只不过是身体状况的一种反映。

有一位50多岁的女性患者，就是这种血瘀型的瘦子。一天，我的诊室里来了一位腹痛的女患者，她很瘦，就是人们常说的"干瘦"，骨瘦如柴、皮皱肉枯。我一眼看过去，只见她脸色晦暗，完全没有皮肤应该有的光泽，从里往外透着一股黑气，而且还有很明显的瘀斑。问起来，她说自己腹痛有好几年了，去好几家医院检查过，可是都没有查出明显的问题，说不出是哪里出了毛病。我怀疑这是血瘀在作怪，于是就问她，脸上的瘀斑有多久了。她说瘀斑出现已经有好几年了，自己认为这是老年斑，人老了，自然就会有，不觉得有什么不正常。但实际上，人在50岁已过60岁不到的年纪，并不会长出这么多老年斑，这完全是气滞血瘀的表现。为了进一步确认她是否有血瘀，我让她伸出舌头，只见舌头上有一些比舌头颜色暗很多的点状斑，而且很明显；我让她将舌头卷起来，看一看舌下静脉，只见她的舌下静脉严重曲张，颜色紫中带黑，一般人的两根舌下静脉是比较直的，她的舌下静脉就像两条蚯蚓一样弯弯曲曲，这不是明显的血瘀嘛！

要解决她的腹痛问题，不应该止痛，而应该活血化瘀，瘀血化掉之后，腹痛自然就会消失。我对她说："你不用担心，没有什么大病，只不过有些瘀血，回家后喝一些保健茶吧！"于是，我给她开了一服保健茶，茶里只有两样东西：一是山楂；一是三七。大家都知道山楂有开胃健脾、消食除胀的功能，但很少有人知道，山楂更有活血化瘀的作用。一些高血脂的人经常喝山楂水，血脂就会慢慢降下来。山楂虽然普通，却是妇科良药。一些妇女经期月经下不来，乳房胀痛，被折磨得死去活来，用山楂和红糖熬水，喝下之后，月经立刻就下来了。《医宗金鉴》中说："山楂不唯消食健脾，功能破瘀。"但千万要注意，孕妇不能喝山楂水，孕妇喝了山楂水，会导致流产。三七也是一味活血化瘀的良药，其药性比山楂大，用量应小一些。人参补气第一，三七补血第一。三七为什么能补血呢？因为三七善化瘀血，一些人身体内的血本来不虚，可是因为气滞血瘀，血不能畅通，所以，血就虚了，这时用三七来化掉瘀血，身体里的血就多了起来。

就是这样一服简单的保健茶，这位女患者喝了不到两个星期，腹痛就消失了，脸上的斑也渐渐转淡了，皮肤也开始有了光泽。

第三节　内向的瘦子气郁

气郁型瘦人有个最突出的特点，就是经常胸肋胀满，容易打嗝，而且两肋时常疼痛，这种疼痛还有个特点，就是上下蹿来蹿去地痛，追根溯源，这都是肝气不舒造成的。

中医常说："肝喜条达。"什么意思呢？"条达"就是上通下达。肝有两个功能：一是疏泄；一是升发。疏泄是向下，肝要疏泄胆汁，帮助脾胃消化，因此，肝必须要下达；升发是向上，肝气需要上升，这样才能促使全身气机舒畅。现在，全社会都在强调稳定，强调和谐，其实，肝最需要一个和谐稳定的环境，既不能高亢，也不能抑郁，高亢了之后，肝就不能向下疏泄，抑郁了之后，肝气又不能向上升发。一个人如果经常生气、发怒，肝失疏泄，就会造成气机瘀滞，肝气犯胃，这样一来，胃气就会倒过来向上。前面我们已经讲过，人体内的气是按照一个圆圈在上下运动的，在这个圆圈里，肝气应该向上，胃气应该下降。现在，肝气犯胃，胃气不下降了，反而上升，就必然会引起胸肋胀闷。为什么一些人生气后，立刻就会感觉到胸肋疼痛呢？这是因为胃气上逆。胃气上逆，胸口就会堵得慌，十分痛苦，有的人还会情不自禁地用手去捶打前胸。

气郁之人还有一个特点就是经常打嗝，容易叹气。有的人早上一起床，就开始打嗝，平日里，好好地什么事情也没发生，也会不由自主地叹息。你问他为什么叹息，他自己会奇怪地问：是吗？其实，这是他气郁之后不自觉的反应。

另外，气郁之人性格内向忧郁、多愁善感，情绪很不稳定。因为内郁不畅，人的情绪也会随之变化，他们常常敏感多疑，忧郁脆弱，容易发怒和恐惧，也容易忧郁。

如果一个人体形偏瘦，而且脾气不好，情绪不稳定，经常嗳气，疼痛总是在胸部蹿来蹿去，而且常常叹息，那么，这个人一定是气郁型瘦子。

有一位女病人，40岁出头，经常胸肋胀痛，吃东西稍微不注意就会胃疼。因为害怕胃疼，她每天只敢喝粥，生怕一不小心就招惹到脆弱的胃。她脾气非常大，常常发一些无名火。那天在门诊部，只是因为就诊的病人比较多，她需要多等一会儿，就变得心烦，毫无征兆地就对丈夫发起火来，搞得她丈夫和周围的人都有些摸不着头脑。轮到她就诊的时候，人还没坐下，她就叹口气说："您是不知道，唉……这个病可把我害苦了。"说了3分钟的病情，这位病人叹气5次。我一把脉，是弦脉，这说明肝气不舒。我又看了一下舌头，舌苔薄黄，明显是体内有热。为什么她的体内会有热呢？因为肝气不舒造成了胃气不降，胃气不降，食火上升，体内热蕴，舌苔就会发黄。肝喜条达、恶抑郁，经常性的情志不畅就会导致肝气淤积。肝气淤积，侵犯了胃气，使得胃气逆上，所以，这位病人才会经常胃疼。

于是，根据自己的分析，我没有直接去调理她的胃，而是从

142

疏肝理气入手，当我将药方交给她时，却被她拒绝了，她长长叹了一口气，说："胡教授，我心里十分矛盾，不来看病嘛，自己难受，看完病后，却又不敢喝药，每次一喝药就吐。"我沉思了一会儿，对她说："喝花茶行吗？"她说："花茶当然行呀！"于是，我就给她开了一服花茶。里面有两种花：一是玫瑰花；一是菊花。告诉她，回家后，每天泡一杯，半个月后再来。

现在全世界的人都知道玫瑰花代表爱情，却很少有人知道它还有另一个作用：理气解郁。玫瑰花性温味甘微苦，是调理肝胃不和的良药。菊花气味轻清，也是调气的佳品，《神农本草经》将菊花列为上品。菊花具有清肝火、疏风热的功效。晋代傅玄《菊赋》中说："服之者长寿，食之者通神。"

不到一个星期，这位病人就向我反馈，说感觉好多了，胃不怎么痛了，胸口也舒畅了，可以大口呼气吸气，也不会觉得胸口发闷或有痛感，胃口也慢慢好起来了。听她说话的口气，就能猜出她心情也不错。虽然只是一服花茶，但效果还是不容小觑的。

第四节　爱长疮的瘦人有湿热

体内有湿热的人，既有体形偏胖的人，也有体形偏瘦的人。这里，我们重点说说湿热型的瘦人。

体质湿热的人有个明显的特点，那就是脸上通常有油光，面部容易生痤疮和粉刺，背部也特别容易长一些小的疮疖。另外，早晨起来，他们会更容易觉得口苦口干。嘴里发苦是湿热上蒸、胆气外溢造成的；而皮肤容易出油，总是黏黏的，这是湿热泛于肌肤的表现。通常，这类人特别害怕潮湿的天气，一到了桑拿天，他们的皮肤便会又湿又黏，非常难受。

另外，体质湿热的人容易大便发黏，排便后，发现很难把马桶冲干净，这就是体内的湿重于热。如果是热重于湿，大便就会干燥，容易便秘。

再者，湿热体质的人特别容易困倦，这是湿热内阻、阳气被遏制的结果。大家可以换个角度想想，一旦遇到桑拿天，气温高、湿度大，人是不是特别容易困倦，眼睛疼痛、睁不开？事实上，身体内部环境湿热时，人也会有相同的表现。

所以，朋友们如果也比较瘦，就可以对照上面这些特点，看看哪一条和自己比较符合。这样，遇到问题时，就可以对症下药，而且也可以在日常生活中多加注意。

　　体质湿热的人，在饮食方面要以清淡为原则，少吃甜食和油腻的食物，因为甜食和油腻的食物都会生湿，导致体内湿气加重。在暑热季节，湿热的朋友可以喝点藿香正气水，因为藿香正气水正好可以解湿。还应该多吃点绿豆、赤小豆等甘寒、甘平、可以利尿的食物。

第九章

补气血，先补脾胃

146

气虚之后，人就会变胖；血虚之后，人就会变瘦。胖人养生，应以补气为主；瘦人养生，应以补血为主。说到这里，一些人就开始有疑问了，胖人会问："你说胖人应以补气为主，为什么我吃了那么多补气的食物，人还是这么胖呢？"瘦人会问："你说瘦人应以补血为主，为什么我吃了那么多补血的食物，人还是这么瘦呢？"遇到这类问题，我的解释是，"这可能是你的脾胃有问题，你虽然吃了很多补气补血的食物，但脾胃功能低下，未能将这些食物转化为身体里的气血，而是直接将它们排泄了出去，虚弱的脾胃就像一个漏斗，你吃了多少，它就漏了多少。怎么办呢？我的办法是，补气补血之前，先补脾胃。等到脾胃强壮了之后，稍微一补，立刻就会见效。正因如此，中医说脾胃是气血生化之源。《证治准绳》说：'脾胃者，气血之母也。'"

肾是先天之本，脾胃是后天之本，先天之本就像父亲，后天之本就像母亲。在一个家庭里，孩子有没有出息，关键要看母亲，俗话说，一个好媳妇，三代好子孙。同样的道理，一个人的身体好不好，气血充不充足，关键应看他的脾胃。脾胃就像土地，土地肥沃了，就能长出好庄稼来，如果你的土地成了西北的沙漠，再好的种子也无济于事。

既然脾胃如此重要，那么我们如何才能知道自己的脾胃有没有问题呢？脾胃有了问题又应如何调理呢？平时我们应该怎样来保护好自己的脾胃呢？下面我就将自己的一些体会告诉给大家。

第一节　看手：判断脾胃是否虚弱的绝招（1）

一个人的脾胃是不是虚弱，有三个最简单的判断方法，一个是看手，一个是看眼袋，一个是看舌头。

首先看手上的食指，然后再将十指并拢，看手指间有没有缝隙。

为什么要看食指呢？因为食指反映了整个脾胃功能的状况。食指、食指，顾名思义，就是和饮食有关的一根手指。如果食指弯曲变形，并且内侧根部有酸痛的感觉，这就表明你的消化系统功能出现了障碍。脾胃是负责消化水谷食物的，它具有运化和传输的功能，中医说脾胃"主通降，以释为和"，意思就是说，脾胃的运化要有力，传输要通畅，如果运化和传输出现了问题，排泄物积聚在肠内，就会埋下隐患，成为百病之源。一个人如果脾胃的运化和传输出了毛病，一定会反映在他的食指上，这时他的食指不能轻松张开，弯曲时会有点变形，同时，食指的内侧根部还会酸痛。食指内侧，也就是食指靠近拇指的这侧，其根部被称为"第二间"，人的大便不通畅，"第二间"就会出现酸痛之感。便秘和腹胀的患者坚持长期按摩这个部位，就可以促进排便，减轻便秘。

另外，如果食指出现硬块，颜色变紫，这就表明你的脾胃虚弱之极，这时常常会出现完谷不化、大便溏稀和腹痛等症状。

有一个很有趣的故事，一天，我去一个朋友家做客，他家的保姆给我沏茶倒水，于是，我就发现了问题。一般人拿水杯的时候都是用拇指和食指，但这位保姆却很奇怪，她是用拇指和中指，食指则高高翘起，这根翘起的食指很容易引起别人的注意和好奇，问她原因，只说是最近经常觉得食指疼痛，所以才这么拿水杯。朋友见我如此好奇，就对保姆说："他是中医，要不，让他给你看看。"我观察她的食指，结果发现不但手指肌肤内有硬块，而且呈现出紫色，我问她大便是否溏稀，她点了点头；我又问她是否经常感到腹痛，她又点了点头。很明显，她的脾胃已经很虚弱了，当食指莫名其妙出现硬块、疼痛和颜色变紫时，就说明肠胃等消化器官功能出现了异常。那么，有没有简单的方法来调理呢？有！针对这种情况，最简单的方法莫过于用力按摩两个穴位：一个是商阳穴，一个是前头点（图9-1）。商阳穴在食指指甲下方，

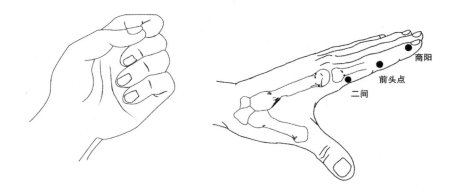

图9-1 食指与脾胃相关的按压点

它是大肠经的经穴，如果肠胃出现不适，用手按压商阳穴会有比较明显的痛感。坚持按摩，一旦痛感消失，脾胃的功能就能得到恢复。另外，食指靠近手背的第二关节上有一穴位，称为前头点。它是胃炎的对应点，如果按摩时有压痛感，这就表明你已有了胃炎，每天坚持按摩这个穴位，直至痛感消失，胃炎就会有所缓解。有的人不相信按摩穴位能治病，他们说身体内患了那么大的病，你在身体表面简单按摩几个点，这能管用吗？我告诉你，不仅管用，而且用处还很大！人体的内部和外表就像一个跷跷板，两头的力量相等，整个人就平衡，一头重了，另一头轻了，跷跷板失去了平衡，人就会生病。内部火重了，外表就会长疮；外部受寒了，内部就会有热。人体就是这样，只有内外平衡了，才会健康。那么，内部失衡之后，为什么在外部的穴位上按摩就能起作用呢？说穿了，这就是一个杠杆原理。地面上有一块上千斤重的大石头，你如何才能搬动呢？直接去搬，它纹丝不动。怎么办呢？如果你用一个长长的木杆去撬，千斤巨石就会乖乖地移动。按摩穴位就是运用了这个杠杆原理。穴位就是长长的杠杆，疾病就是沉重的石头，只要找准了点，使劲一撬，就会撬走身体内的疾病。

看手判断脾胃状况，除了看食指之外，还要看整个手掌。具体方法是，将十指并拢，观察手指与手指之间的缝隙。指缝过大，就表明你的脾胃有了问题。

十指并拢的时候，手指根部有缝隙，这就是人们说的漏财手。人们认为长了这种手的人，不会聚财，就算是有了钱财，也会漏掉。不过，漏财手是算命先生的说法，我把这种手叫做"漏空手"。

如果你也有这种情况，十指并拢之后，指根部有缝隙，在我看来，这不是意味着你这辈子攒不住钱，缺钱花，而是说明你的脾胃不好，极有可能是患了浅表性胃炎和萎缩性胃炎。前面我们说过，脾胃不好就像一个漏斗，吃多少漏多少，有意思的是，脾胃内部形成了漏斗之后，表现在外部就成了漏空手。更有意思的是，脾胃不好，患了胃病，就需要花钱去治，花钱自然就是钱财从自己手里漏出去了，于是这漏空手也就成了漏财手了。通过看手指来判断脾胃疾病，我是非常有经验的，事实证明判断的准确率也是相当高的。

组织上曾派我给一位将军做过一段时间的保健医生。第一次见面，我与将军握手时，就注意到了他的手，将军有一双明显的漏空手，这说明他的脾胃不好。因为是初次见面，我不便贸然说出。当时，我们住在上海大厦，每人一个房间，我也单独住一间。有一天晚上8点多，将军突然打电话给我，说是他感觉肚子有些疼，叫我过去看一下。结果，我推门一看，只见他整个人半窝在床上，脸色发白，鼻子上已经渗出汗珠来了，我便知道他这是胃痛。他努力直了直身子，想给我说明情况，我示意他赶紧躺在床上，别说话，我已经知道情况了。然后赶紧给他按摩足三里。"肚腹三里求"，肚子不舒服了，就要找足三里。左右两边的足三里，加起来按了有半个小时，他感觉好多了。这时候，他非要坐起来谢我。将军虽然在疆场上纵横驰骋，却没有一点鲁莽之气，特别注重自身修养，对人极为尊重和客气，但客气得很真诚。这一点我打心眼里佩服他。他问我，为什么对他的情况这么了解。于是，我便将自己的观察说给他听，听完后，他不禁感叹道："真想不到，原来中医如此神奇！"接下来的一段时间里，这位将军虽没感觉到胃疼，但我感觉胃是他身体内最薄弱的环节，就建议他回北京后去医院做个健康检查，特别要做一下胃镜检查。后来，我听说这位将军因胃癌去世，感到非常遗憾。

最近，有一位病人，他是中科院地理研究所的博士，刚从美国回来，看了我的书后，十分惊讶，他没想到中医这么神奇。原来他就是漏空手，到医院一检查，果然患有胃炎，于是就四处找我，想让我替他详细诊断一下。他说他好不容易从网上看到了一些相关信息，然后到时珍堂打听我，他从早上就在那边等我。见面之后，我一看他的手，可不是嘛，非常明显的漏空手，而且人也很消瘦。一个博士对漏财的说法肯定是一笑置之，但没想到看了书之后，才明白原来手指并拢后有缝隙并不是平白无故的。

还有一个唐山来的小病人情况和那位博士一样。这个小病人十几岁，正上初中三年级，爸爸妈妈都是唐山市的公务员。他平时总是没有食欲，东西吃得很少，这样一来，他就没有精力学习，因为即将中考，所以父母特别着急，看完书的第二天刚好是周末，夫妻二人就带着孩子来了。我看了一下，见他人特别瘦，手指细细的，指尖发凉，并拢起来后，也不能严丝合缝。但他的情况比较轻，仅是脾胃功能低下，倒是没有严重的胃病。我就给他推荐了一套简单的方法：按摩足三里，腹部的上脘、中脘和下脘及肚脐周围。我一边教孩子的父母，一边现场给孩子按摩。当天下午，他们带着孩子去了北京游乐园。到了晚上，孩子的妈妈很兴奋地打电话告诉我，说孩子当天下午在游乐园玩的时候，就嚷嚷着饿了，然后吃了不少东西。她又跟我说了一大堆感谢的话，我告诉她，不用谢，孩子能吃饭了，是最让我高兴的事情。

第二节　看眼袋：判断脾胃是否虚弱的绝招（2）

　　星期天，邻居老李来串门，聊起了他的女儿，他说："现在的年轻人真是爱美，动不动就要去做个美容手术，这不，女儿明天又要去协和医院动手术，为她的眼袋做美容。"我问："她的眼袋怎么了？"老李叹了口气说："咳！还不是因为嫌自己的眼袋太大了，不好看！"我对老李说："记得你女儿有30多岁了吧？"老李说："可不，今年36岁了。"我又问："她现在在家吗？要不我先替她看看？"

　　不一会儿，老李的女儿来了，还别说，小李虽然36岁了，人仍然显得年轻漂亮，如果眼睛下没挂那两个大大的眼袋，人就更漂亮了。我仔细观察了小李的眼袋，只见她的两个眼袋松松垮垮地耷拉着，而且还有明显的褶皱，于是，我就明白了，她这是脾胃虚弱。一般来说，饮食没有节制，饮酒过量或吃肉太多就会引起眼袋，不过这种原因引起的眼袋有一个特点，那就是眼袋鼓胀饱满，而且容易调理，只要饮食一有规律，眼袋自然就会消失。但像小李这样，眼袋松弛下垂，还有皱纹，就很难调理了，因为造成这种眼袋的原因是脾胃长期虚弱，脾胃虚弱，运化无力，水湿就会在身体内停留，眼袋这个地方正好是足阳明胃经的起始处，水湿内停，首先就会停留在这里，水湿瘀结于眼睛周围，眼部周围的皮肤较薄，组织疏松，于是，眼睑就会隆起，这就形成了眼袋。简而言之，为什么人会有眼袋呢？这是因为眼袋这个地方有水淤积，为什么会有水呢？这是因为脾胃功能低下，不能将水代谢出体外。为什么水偏偏会淤积在这里呢？因为这里是胃经的起点，身体有水湿，首先会淤积在这里。如果我们明白了这些中医道理，也就明白了人们为什么将眼袋称为"水泡眼"了，最伟大的智慧总是来自民间，你们看"水泡眼"这个名字，既生动形象，又符合事物的本质。眼袋说穿了，就是水泡。正因如此，中医看一个人的脾胃是不是虚弱，常常会看他的眼袋，如果这个人总是"水泡眼"，那就表明他的脾胃虚弱了。要彻底消除水泡眼，就必须补脾胃，脾胃强壮之后，运化有了力量，身体内的水湿慢慢减少，眼袋就会消失。

于是，我对小李说："如果不动手术，也能让你的眼袋消失，你愿不愿意？"小李高兴地说："那当然好了，胡伯伯，可天底下哪有这样的好事呢？"我说："有，胡伯伯就有这个把握！"小李有些犹豫了，她说："我钱都交了，医生也预约好了，明天 9 点开始手术，动刀的医生可有名了，很难预约的！"这时，老李发话了，他说："你就先让胡伯伯给你治一治，治不好再动手术也不迟啊！"小李半信半疑地同意了。我就给她开了三服益气健脾、化湿利水的药，主要有莲子肉、薏米、山药、白茯苓和白术等。

三天喝了三服药后，小李的眼袋就消失了一大半儿，那个高兴劲儿啊，就像中了大奖一样。她说："我吃了三服就消失了一大半儿，再吃三服，眼袋就应该彻底没了。"这时，她压低了声

补气血，先补脾胃 第九章

153

音悄悄对我说："胡伯伯，你知道吗？动手术要 3000 多块钱呢！三服中药才不到 100 元，而且还能少挨一刀，真是值了！"我说："动手术只是治表，调脾胃才是治本，而且接下来，你抓药的钱也可以省了。"小李惊讶地张大了嘴："为什么？"我说："调脾胃可以用药，也可以用食物，药用三服就够了，下面你应该以食疗为主，这样可以长期坚持，没有副作用。"于是，我让小李每天早上都喝一大碗粥，粥里面有五样食物：一是大米、二是莲子、三是薏米、四是芡实、五是山药。小李喝了三个月粥，不仅眼袋全消失了，而且整个就像换了个人似的，精神饱满，充满了活力。

第三节　看舌头：判断脾胃是否虚弱的绝招（3）

通过舌头来判断脾胃是否虚弱，可以分为两个部分：一看舌质；二看舌苔。

健康情况下，人的舌质为淡红色，如果舌质偏淡，就说明你的血虚；如果舌质偏红，就说明你的体内有热；如果舌质发紫，说明你的体内有瘀血。那么，脾胃虚弱者的舌质有什么特点呢？脾胃虚弱者舌质最大的特点是，舌体胖大，并且舌头的边缘上有牙齿的痕迹，也就是人们常说的齿痕舌。为什么脾胃虚弱的人会出现齿痕舌呢？因为脾胃虚弱之后，不能运化水湿，水停留在内就会将舌头泡大，胖大的舌头与牙齿挤压，于是便形成了齿痕。

健康人的舌头上有一层淡淡的薄白苔，而且是湿润的，不燥不滑。如果舌苔发黄，这就说明你的体内有热；如果舌苔焦黄，这就说明体内的热已经很严重了；如果舌苔发白，这就说明你的体内有寒；如果舌苔发黑，这就说明你体内的寒已经很严重了；如果舌苔厚腻，而且白苔满布，这就说明你的脾胃虚弱了。因为脾胃虚弱之后，不能运化水湿，水湿之气就会凝聚在舌头上，于是舌头就会白苔满布，厚重而滑腻。

通过舌头来判断脾胃是否虚弱，有很高的准确性。我曾在一个宴会上认识了一位男士，50多岁。他听说我是搞中医的，就让我给他看一看。我让他伸出舌头来，他的舌头两侧有明显的齿痕，而且舌苔满布，于是我就问他："你的大便是不是很稀呀？"他"嗯"了一声。我又问："大便是不是颜色很淡，没有臭味，还有消化不了的残渣？"他有点惊讶了，连声说："对呀！"我又问："你是不是经常气短乏力，还头晕呀？"我一连问了七八个问题，都对上了他的症状，他使劲儿地点着头，完全被折服了。

我之所以做出这些判断，依据就是他的舌头，他的舌象说明他脾胃虚弱，而脾胃虚弱的人就会有那些症状，真的是一点也不差。原来，这位男士听说吃素对身体好，就开始了吃素，以前他有些便秘，吃素以后，大便通畅了，却不成形了，他没有意识到这是脾胃虚弱了，还以为这是一种健康的反映，他经常自豪地对妻子说："你看，我吃素之后，连大便都不臭了，真是无毒一身轻啊！"我对他说："不管是吃素，还是吃肉，你的脾胃一定要好，脾胃不好，吃什么都是白搭。"我给他推荐了一个食疗的方子：卷心菜牛肉汤。用卷心菜和牛肉熬成汤来喝，牛肉性温，能化掉身体内的水气，卷心菜能疏通经络，这两样一结合，就具有了补脾健胃、益气通络的作用。我给他说了这个方子之后，他却有些犹豫，开始我不明白是什么原因，后来才恍然大悟：他仍在坚持吃素。于是，我就改了改药方，让他喝粥，就是用莲子、薏米、芡实和山药熬粥喝，这里面山药和莲子是补脾的，薏米是祛水湿的，芡实是养胃的。他喝了一个月粥之后，脾胃就有了好转，虽然他仍坚持吃素，但大便已成形了，也有了臭味，而且头也不晕了。

第四节　补脾胃的四宝粥

　　脾胃虚弱的人最怕喝中药，平时吃点东西都难受，更别提又苦又涩的中药了。许多人问我："胡教授，补脾胃有没有别的方法，只要不喝中药,什么方法都行。"这时我会建议他们去喝粥。开始，这些人很惊讶："您说什么？喝粥？开玩笑吧！"等我将煮粥的方法仔细告诉他们之后，他们就恍然大悟了。原来我推荐的粥很特别，缺不了四样东西：莲子肉、山药、薏米和芡实。将这些东西按１∶１∶１∶１的比例配好，打磨成粉，每次熬粥的时候放上几勺。我给这种粥取了个名字，叫四宝粥。

　　开始喝这种粥时会觉得味道怪怪的，这是因为芡实的味道有点涩，不过，多喝几次以后就习惯了，脾胃虚弱的人喝一段时间之后，人就会变得红光满面,精神抖擞。有一位电视台的女主持人，人很瘦，总感觉头晕。我一看，她这是血虚呀！一问才知，她的脾胃不好，吃什么东西都没有胃口。补血之前，先要补脾胃。于是，我就建议她喝四宝粥。喝了不到一个月，整个人完全变了一个样，她以前主持完节目下台后，总感觉筋疲力尽，现在，一场节目下来，跟玩儿似的。用她自己的话说，就是"浑身上下有使不完的劲儿"。我问她："头还晕吗？"她连声说："不晕了,不晕了,一点都不晕了。"

四宝粥为什么会有如此之大的功效呢？下面，我就来说一说。

先说四宝粥里的第一宝——莲子肉。

莲又称荷，莲子就是莲的种子，种子去壳之后就是莲子肉。

要弄明白莲子肉为什么能治病，先要来讲一讲五行。以前，世界是一片混沌，在这片混沌里，金、木、水、火、土五行的比例是平衡的。然而，有一天，混沌被打开了，金、木、水、火、土纷纷从里面流了出来，于是平衡就被打破了，有的地方金多了，有的地方木少了，有的地方火多了，有的地方水少了。从此，世界便形成了森林湖泊、飞禽走兽，当然还有了我们人类。人，归根结底，就是金、木、水、火、土按照一定比例组合而成的。由于金、木、水、火、土有不同的比例组合，所以世界上就形成了纷繁复杂的万物。从这一点上来看，人实际上是与万物相通的，人与一棵草、一条鱼没有什么两样，都是由五行演化而来，所不同的仅仅是五行的组合比例。正因如此，组成人体的每一样东西，我们都能从自然界寻找到，这就是中药为什么能治病的秘密。五行按照一定的比例组合成了人，这个比例不平衡了，人就会生病。怎么办呢？中医根据身体的情况，找来了花和草、虫和石，这些东西有的偏重于木，有的偏重于金，如果人因为缺金而生了病，那就给他吃含金多的东西；如果因为缺木而生了病，那就给他吃含木多的东西，只要身体的五行平衡了，人就健康了。

莲是大自然中最独特的植物之一，一般的植物都生长在陆地上，吸收土中的精气。然而，莲却生长在水中的泥土里，既吸收了土气，又吸收了水气。我们知道，天地万物都是由金、木、水、火、土构成的，一般的东西只秉承了五行中的一行，但莲不仅秉承了土和水，由于它自己又是木，所以，它秉承了五行中的三行。难怪莲一身都是宝，荷叶可以降血脂，荷蒂可以补气，莲子心可以降心火，莲子肉可以补脾胃。

莲子的药性平和，味道稍微有点甜，《神农本草经》将它列为上品，认为它能"补中养神，除百病。久服轻身耐劳，不饥延年"。补中就是补中气，中气是什么呢？中气就是脾胃之气。一个人的脾胃好了，就会身强力壮、百病不侵，人自然就会健康长寿。古往今来，许多医家都将莲子视为补脾胃的第一选择，清代御医黄元御说："莲子甘平，甚益脾胃。"大家千万不要低估古人的话，古代一些大医家的话不是随便说出来的，每一句都经过了自己的实践。神农所选的每一种药，都用自己的身体做过实验，黄元御说的这八个字也是自己几十年经验的结晶。我在行医时，遇到脾胃虚弱之人，总是选用莲子肉，效果的确非常明显。

接下来，说一说四宝粥里的第二宝——薏米。

薏米，又称薏苡仁，由于它的形状酷似珍珠，所以有人又称它为菩提珠。薏米最大的功效是祛湿。汉朝有一位将军，名叫马援，光武帝刘秀令他南征，马援率领大军一路所向披靡，但当他们来到广西桂林一带时，大军却遇到了麻烦。原来，士兵和将领多为北方人，广西桂林一带湿气较重，这些士兵们的下肢便开始肿胀起来，接着发展为全身浮肿。这种怪病被人们称为"瘴气"病。就在一批批士兵死去，全军面临灭顶之灾时，当地有一位老人出了一个主意："何不用薏米来熬粥喝呢？"大家将信将疑地试了试，结果，奇迹出现了，这些浮肿的士兵，很快就消肿了，一个个又精神抖擞起来。为什么薏米有如此神奇的作用呢？关键是因为薏米能祛湿。这种"瘴气"病，实际上就是脚气病，病因就是湿气太重造成的。因为北方气候干燥，所以北方人一到南方，饮食习惯还没调整过来，人就容易被湿气所伤。相反，南方患有脚气病的人到了北方，脚气病就会自然好转。有一位领导，长期在南方工作，脚气病怎么治也治不好，后来工作有了变动，中央调他到新疆工作，新疆那个地方，干燥缺水，环境艰苦，但是他的脚气病却不治而愈了。

说到这里，大家可能会问："胡教授，这个祛湿与补脾胃有什么关系呢？"前面我们说过，运化水湿是脾的功能之一，人体内的湿气太重就会增加脾的负担，骆驼再有力气，驮的货物多了，也会被压垮。脾有四怕，怕湿就是其中之一。所以，祛湿就是为脾减轻负担，《食医心镜》中说："薏苡仁粥治风湿痹，补正气，利肠胃，消水肿，除胸中邪气。"

四宝粥里的第三宝——芡实。

芡实与莲相似，生于池沼湖泊中，日本人给它取了一个非常诗意的名字——水中丹，意思是生长在水里的灵丹妙药。

记得三年自然灾害时，我回浙江老家，几乎家家都用芡实代粮充饥，当时一口一口地喝着芡实粥，怎么也体会不出它的诗意。因为，那味道的确没有大米白面香。现在，生活好了，人们的餐桌上渐渐远离了芡实，不过，最近，一些人大鱼大肉吃多了，脾胃虚弱了，就又开始想起了芡实。

芡实的药性平和，味道甜涩，是补脾胃的最好食物之一，它与莲子肉的作用相似，只不过它的收敛作用比莲子强。如果由脾胃虚弱引起了腹泻，芡实可以很快止泻。所以，它是补脾止泻的良药。

四宝粥里的第四宝——山药。

山药味甘性平，既补气又补阴，有的食物具有补气的作用，但稍微多吃就会上火，山药却不这样，山药补气而不壅滞上火。有的食物具有补阴的功效，但多吃了一些，湿气就会加重，山药却不这样，山药补阴而不助湿滋腻。身体虚弱、食欲不振、消化不良的人都可以多食山药，山药是平补脾胃的良药。

山药不仅能补脾胃，而且味道也不错，对于脾胃虚弱的儿童尤其适宜。有的儿童脾胃虚弱，体质很差，动不动就感冒，针对这些儿童，我建议父母经常给孩子熬山药粥，并且在粥里放一勺白糖，很多孩子特别喜欢喝这种粥，不知不觉中，孩子的脾胃就强壮了起来。

第五节　捏脊是最好的补脾胃的方法

补脾胃还有一种最简单的方法，这就是捏脊。

捏脊，说白了，就是捏脊梁骨，从尾椎骨一直捏到脖子。捏的时候，不必拘泥于穴位，因为脊柱两侧正是督脉和足太阳膀胱经的行走路线，捏脊可以刺激到两条经络（图9-2、图9-3）。事实上，捏脊的好处非常多，能起到全面的保健作用，它可以健益脾胃，督一身之气；还可以调理脏腑、疏通经络、升降气机。另外，捏脊还有滋阴补血、平抑心火的作用。捏脊的方法特别简单，捏起皮肉，放开，再捏起皮肉，再放开，不断重复即可。

捏脊法的源头，最早可以追溯到华佗。华佗认为，脊柱两侧有34个经外奇穴，贯穿整个后背。上半部可以治疗上肢和胸部疾病，下半部可以治疗下肢和腹部疾病，除了对这些穴位进行针灸之外，用手指拿捏这些穴位也有不错的效果。于是，华佗便创立了一套捏脊法：用手沿着脊椎两旁由下往上捏。

那么，究竟什么样的情况适合捏脊法呢？一般脸色呈土黄色的人脾胃都有问题，这种人少言懒动、吃东西时偏食，遇见这种情况，就可以用捏脊法来解决。捏脊可以帮助调理脏腑、疏通经络，对改善脾胃有着不错的效果。有一位老太太，经常嗳气，脾胃非

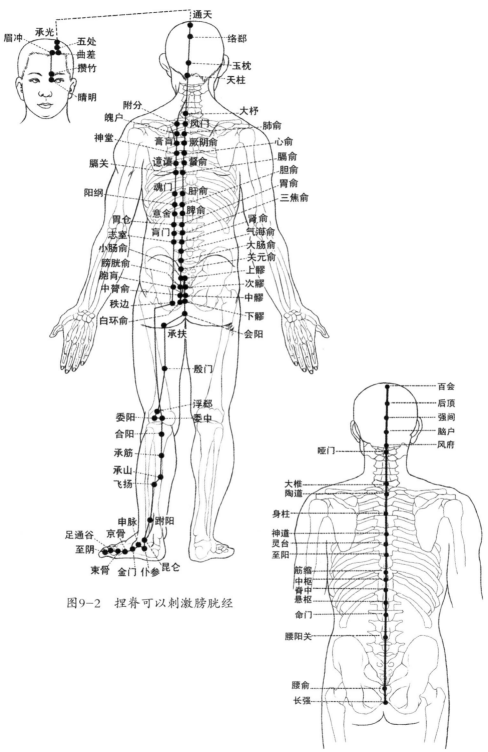

图9-2 捏脊可以刺激膀胱经

图9-3 捏脊可以刺激督脉

常敏感，吃东西稍不注意就会拉肚子。我一看，她面黄肌瘦，明显是脾胃不和，而且长期的脾胃不和已导致她气血两虚。怎么办呢？她的脾胃已虚弱不堪，如果再大量喝中药一定还会伤及脾胃。行医过程中，我常常会遇到这样的矛盾：脾胃已经很虚弱了，经不起药物的折腾，可不服药，又对病情不利。我想了一会儿，对老太太说，这样吧，你先不用吃药，回家后坚持每天捏脊，让老伴儿和儿女帮着捏，只要坚持，必然会有明显效果。果然不出所料，捏脊两三天后，老太太就会放一些很响的屁，然后整个人长长地舒一口气，轻松了很多。为什么会放屁呢，这其实是逆升的胃气下降的结果。胃主沉降，脾胃不和的时候，胃气逆着上升，就会出现嗳气的现象，而捏脊之后，逆升的胃气慢慢下降，就会通过肠道排出体外。坚持捏了一个星期，老太太的食欲就开始好了起来，面色开始有一点点光泽。应该说，效果还是很不错的。

捏脊法对强健小孩的脾胃比较有效。尤其对小儿"疳积"有奇效。疳积就是一种因为喂养不当、脾胃受损造成的病症，相当于有营养障碍的慢性疾病，一般都是由脾胃受损、乳食内积引起的。患疳积的孩子大都有腹泻或者便秘、呕吐、腹胀的症状。再就是，捏脊法对先天不足的小孩也有很好的调养作用。

第六节　脾胃有四怕

脾胃既然如此重要，我们就应该像保护自己的眼睛一样保护自己的脾胃。要保护脾胃，先要了解脾胃的特性。脾胃有四个特点，我总结为四怕。

脾胃有四怕：**一怕冷，二怕湿，三怕甜，四怕撑。**

怕冷。脾是人体食物运化的总调度，因此，它在健康中有着非同寻常的作用。脾属阴，怕冷，生冷食物都会对脾造成损害，西瓜伤脾最重，黄瓜、西红柿性凉，脾虚的人不适合吃。夏季，尤其应该忌讳冰镇啤酒、雪糕等。另外，胃也怕凉，多食寒凉易损胃阳。

怕湿。五运六气中，在天为湿，在地为土，在人为脾。故脾主湿。脾属阴，最容易受湿邪损伤，如果脾为湿邪所困，脾气不升，胃气难降，脾胃就会出问题。除了饮食上要加以注意，居住环境也要保持干燥通风。

怕甜。"脾怕甜，胃怕凉。"甜腻的食物在运化过程中容易产生湿气，脾怕湿，因此甜食要少吃。另外，多吃肉食也容易产生湿气，所以，平日多吃素食对脾比较有益。

怕撑。吃饱就睡伤脾胃，吃得太多也伤脾胃。吃饭最好吃七

补气血，先补脾胃　第九章

分饱，尤其是晚餐不要吃太多。饮食不当就会导致脾运失司，造成伤食症，引起恶心、呕吐等症状。

要想保护脾胃，就不能不理会脾胃的"四大忌讳"。另外，中医还流传着保护脾胃的四大要诀："动为纲，素为常。酒少量，莫愁肠。"除了少食生冷、甜腻的食物，饮食要饥饱有度之外，多运动、多吃素食、少饮酒，以及保持良好的情绪和心态，都是保护脾胃的不二法门。

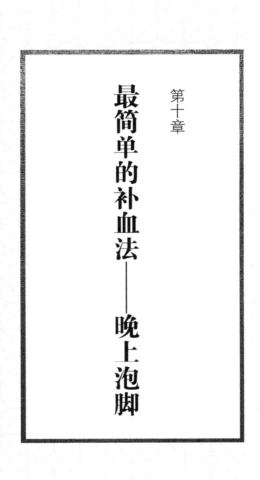

第十章

最简单的补血法——晚上泡脚

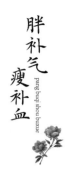

补气，最简单的方法是早上拍手。

补血，最简单的方法是晚上泡脚。

手是阳气的大本营，早上旭日东升，天地间的阳气开始升腾，这时拍手可以震动阳气，促进阳气的升发，疏通全身的气机。

脚是阴血的大本营。天为阳，地为阴；头为阳，脚为阴；气为阳，血为阴。人身上最重要的三条阴经都汇集于脚，它们分别是足少阴肾经、足太阴脾经和足厥阴肝经。肾经、肝经和脾经有一个共同之处，这就是它们都与血有关：肾生血、肝藏血、脾统血。如果脚部的血液流动缓慢了，肾、肝、脾的功能受到了影响，整个人体的供血就会不足，这时人就会感觉到浑身发冷、四肢无力。（图10-1~图10-7）

我们常常会有这样的感受：人冷先冷脚。为什么寒冷总是从脚开始呢？因为脚是阴血的大本营，脚一冷，血液循环就会放慢，所以，这个地方就比别处容易感觉到冷。

那么，怎么办呢？我的方法就是晚上泡脚。晚上阳气收敛，阴气浓重，此时用热水泡脚可以温暖阴血，起到补阴补血的作用。

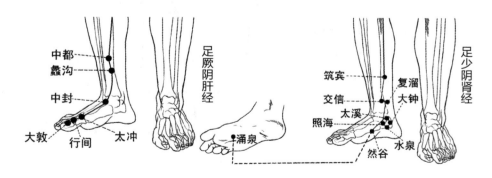

图10-1　泡脚可以刺激肝经　　　　图10-2　泡脚可以刺激肾经

168

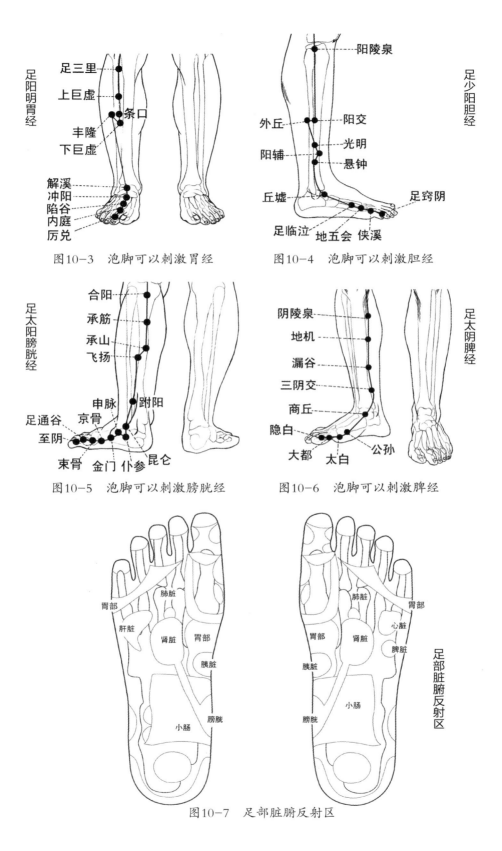

足阳明胃经

足三里
上巨虚
条口
丰隆
下巨虚
解溪
冲阳
陷谷
内庭
厉兑

图10-3　泡脚可以刺激胃经

足少阳胆经

阳陵泉
外丘
阳交
光明
阳辅
悬钟
丘墟
足窍阴
足临泣
地五会　侠溪

图10-4　泡脚可以刺激胆经

足太阳膀胱经

合阳
承筋
承山
飞扬
申脉　跗阳
足通谷　京骨
至阴
束骨　金门　仆参　昆仑

图10-5　泡脚可以刺激膀胱经

足太阴脾经

阴陵泉
地机
漏谷
三阴交
商丘
隐白
公孙
大都　太白

图10-6　泡脚可以刺激脾经

胃部
肺脏
肝脏
肾脏
胃部
胰脏
膀胱
小肠

肺脏
胃部
心脏
脾脏
胰脏
肾脏
膀胱
小肠

足部脏腑反射区

图10-7　足部脏腑反射区

第一节　晚上泡脚为什么能补血

　　俗话说，人老脚先老。为什么这么说呢？因为阴脉汇于足下，聚于脚心，所以，脚又被称为人的"第二心脏"，要想让第一心脏好，就应该时刻保护好第二心脏。现在有些人对自己的心脏很关心，对自己的脚却很漠视，这就吃了大亏。因为，很多心脏的问题，都可以通过脚来解决。

　　有一位女性，40 岁左右，举止优雅，谈吐得体，她是一家旅行社的老总。她说自己每到秋冬季节就会手脚冰凉，血液就像凝滞了一样，浑身上下都感觉僵硬，更令她害怕的是，每到这时，她的心脏就会发紧、憋闷，喘不过气来。几次去医院检查，心脏也没查出什么毛病。我发现她人很瘦，而且脸上还长有褐色的斑，我让她伸出舌头，只见整个舌质的颜色比较暗淡，还有一些点状的斑点。于是，我就明白了，她这是血虚。不过，她的血虚不是因为血不足，而是因为血瘀。血淤积在了身体内，正常的血液运行受阻，心脏得不到充分的供应，所以，她就会憋闷、喘不过气来。我给她开的药方是：晚上泡脚。这位女士有些不解地望着我："胡教授，我心脏不舒服，你怎么让我泡脚呢？"我耐心地给她解释，其实，很多心脏的问题都可以通过脚来解决，心脏需要温暖，脚也需要温暖，心脏温暖了，才能给身体提供血液；脚温暖了，才能给心脏提供血液。

解释完之后，我对她说："这样吧，你每天晚上泡脚时，在热水里加一些红花。一个月后再来。"红花味辛、性温，归肝经和心包经，具有活血化瘀的功效。《本草汇言》说："红花，破血、行血、和血，调血药也。"

不到一个月，这位女士又来找我了，我见她脸上的斑淡了很多，就对她说："怎么样，好些了吧？"她笑了笑，说："胡教授，你怎么知道呢？"我说："从你脸上的斑看出来的。"她有些惊讶了："我脸上的斑与心脏有关系吗？"我说："你脸上的斑与心脏有没有关系不好说，但与你的瘀血有直接关系，我让你晚上泡脚，就是要疏通肾、肝、脾三条阴经，加一些红花是为了活血化瘀，瘀血被化掉了，你脸上的斑就会逐渐消失。同时，瘀血化掉之后，身体内的血液循环顺畅，血就充足了，心脏供血正常了，你就不会憋闷了。斑是什么？斑就是瘀血在皮肤上的表现。"

听完我的话，这位女士十分高兴，她没想到，中医不仅能治病，而且还能美容。

最简单的补血法——晚上泡脚 第十章

171

第二节 泡脚的窍门（1）

　　春天泡脚，开阳固脱。

　　夏天泡脚，祛湿除热。

　　秋天泡脚，清肠润肺。

　　冬天泡脚，丹田暖和。

　　一句话，健康始于足下。不过，泡脚有一些窍门，不可不知。一般来说，容易便秘的人，可以在泡脚的时候，往水里放点盐。水不要太烫，四五十摄氏度的水就可以了，盐放上 1～2 小勺。可以边泡边往里边添加适量的热水，以保持水温。大约泡上 20 分钟，用毛巾擦干后，把脚包起来。包上三五分钟，就算好了。这样泡脚不仅通便效果非常明显，而且还可以消除疲劳、促进睡眠。

　　脚臭的人，泡脚时可以在水里面放点醋，这样不仅能祛除脚臭，防止脚气，还能促进血液循环，祛除风湿。

　　在水里加入生姜、陈皮和薄荷，再泡脚可以暖脾胃、祛湿邪。

　　俗话说，病从寒中来。尤其是对女性来说，很多妇科病都是体寒导致的，再加上女性的生理特征，这使她们的身体容易出现气血两亏问题。泡脚，就是解决这些问题很好的办法，坚持泡脚3个月至1年，一定能收到奇效。

泡脚有四个忌讳：第一，忌饭后泡脚或者空腹泡脚。饭后泡脚，会使血液急速向足部聚集，影响脾胃的运化功能，因此，最好在吃完晚餐半小时后再泡脚。而空腹泡脚时，人体会因为血液聚集在下肢，而出现脑部和脏腑供血不足现象。

第二，忌水温过高。水温如果高于体温太多，容易烫伤皮肤，使血管过度扩张。如果遇到外感风寒的情况，可以适当增加水的温度。

第三，忌泡脚时间过长。泡脚时间太长，会出现心慌、流虚汗等症状。

第四，忌自作主张、乱放中药。如果是放一些舒筋活血的中药，最好请教一下医生，并且要控制用量。

另外，处于经期或妊娠期的妇女不要泡脚，身体有出血症状的病人也不要泡脚。

第三节　泡脚的窍门（2）

　　泡脚一般应选择在晚上，为什么呢？因为从下午 5 点到晚上 7 点，是肾经的活跃期。

　　选择在这个时期泡脚，可以疏通肾经，促进肾的生血功能。同时，肝经的活跃期是从凌晨 1 点到 3 点，你在傍晚泡了脚之后，肾生成了足够的血，肝就能充分发挥自己藏血的功能。肝肾的功能正常了，人就会睡得香。

　　泡脚的时候，水温不宜过高，否则会使血液急速流向下肢，导致脑部和其他脏器供血不足，出现头晕、胸闷或者脚部血管过度扩张。尤其是气血两亏的人，虽然泡脚可以补血，但如果水温过高，反而会在短时间内导致血液向足部聚集，引起其他脏器缺血，加重气血亏损的症状。

　　泡脚一般泡到身上发热、微微出汗时就可以了。可能有的人有疑问，为什么我泡脚以后，上身不出汗，下身出汗？如果泡脚以后出现这种情况，说明你肾寒，可以在泡脚的时候，一边喝些姜糖水或热开水，一边泡脚，坚持泡一段时间就可以改善症状。可能还有的人泡脚后，上半身发热，下半身却不出汗，这是气虚的表现。一般坚持泡脚一段时间后，症状就会得到有效缓解。

我教一个年轻的女孩儿泡脚。她的问题是面色苍白，据她自己说，脸上从来就没有过红晕，连"脸红"的时候都不红。其实，这是血虚的表现，血不足，脸色就会苍白。我让她坚持用热水泡脚，结果一个冬天下来，她的气色非常好。她回来复诊的时候，她的男友说，自从他们相识以来，她这个冬天气色是最好的，人虽然还是很白，但是那种通透健康的白，而不是"面无华色"，同时嘴唇的颜色也变得好看了很多。对大多数女孩儿来说，泡脚的确是促进血液循环的好办法。

泡脚，关键在于坚持，有的人开始尝到了甜头，就坚持了一段时间。等到哪天，工作一忙或者加个夜班回来，倒头就睡，就把泡脚这事儿忘了。习惯了不泡脚的简单，就开始厌烦泡脚的烦琐，种种好处也记不得了，这惰性一上来，就前功尽弃了。所以，奉劝大家，健康就两个字——坚持，不管是有规律的饮食，还是有规律的运动，都需要坚持。

长寿的人，都是内心坚定，有所坚守的人。

第四节　泡脚的窍门（3）

　　根据自己的体质，大家还可以选取适当的中药来泡脚，这样就能更有针对性地、全面地调理身体的气血。皮肤既是身体的屏障，又能吸收药物，当双脚泡在热水中的时候，药力借助水的热力便会进入身体。已故北京四大名医之一的施今墨就有每晚用花椒水泡脚的习惯。花椒虽然只是普通的调料，但在中医看来，它可以除臭祛湿、利气行水、扶助阳气。方法很简单，将花椒熬水煎汤后泡脚就可以了。

　　有痛经问题的女性朋友应注意，痛经往往是体寒和气滞血瘀引起的，这类人可以选用白芍、益母草和当归来泡脚。白芍能除阴气、祛腹痛，可以通顺血脉；益母草能够祛瘀生新，是活血调经的常用药，也是历代医家治疗妇科病的必用药；当归被称为"女科圣药"，既能补血又能活血，可以调经止痛，它对妇女的经、带、胎、产各种疾病都有治疗效果。这三味药组合在一起，再加上热气的蒸腾，对治疗痛经有相当好的效果，而且坚持用这个办法泡脚，可以令皮肤白皙红润，并对改善很多女性朋友手脚冰凉的问题也很管用。

　　有风湿骨痛、怕冷怕凉的朋友，一般可以选用有温通功用的干姜。干姜可以温中散寒、回阳通脉，阳气足了就不惧寒邪湿邪；阳气足了，脉络通了，身体自然就会暖和起来，怕冷的人自然就不怕冷了，患风湿的朋友自然也不会觉得痛了。

此外，患有糖尿病的人也可以用中药泡脚。糖尿病说穿了，就是阴虚。中医治疗糖尿病主要以补阴为主。我在第一本著作《将中医进行到底》中曾提到治疗糖尿病的"六架马车"，其中有一条就是用中药泡脚。用黄芪 10 克、透骨草 10 克、伸筋草 10 克、花椒 6 克煎水泡脚。其中花椒可以祛湿，黄芪可以补气固表，从古至今都是中医治疗糖尿病的必用药，而透骨草可以帮助药物透过皮肤深入肌体，发挥药力。

第十一章

十大补血穴位

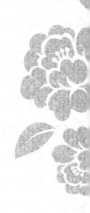

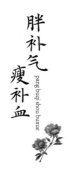

180　　　　　十大补血穴位，大都位于脾经、胃经和肝经之上，都是多气多血之穴。多刺激这些穴位，有利于疏通脾经、胃经和肝经，有利于气血的生成和运藏，对于补气补血有很好的效果。

第一节 血海穴

补血找血海，补气找气海。

顾名思义，血海就是说气血充盈如大海。血海穴是脾经所生之血聚集之处，有化血为气，运化脾血之功能，是人体足太阴脾经上的重要穴位之一（图 11-1），有诗曰"缘何血海动波澜，统

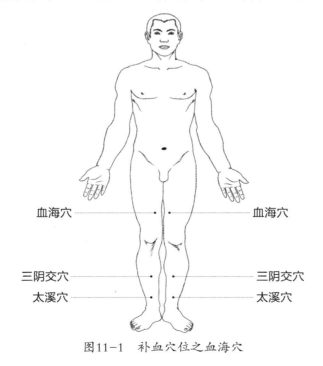

血海穴 ············   ·   · ············ 血海穴

三阴交穴 ············   ·   · ············ 三阴交穴

太溪穴 ············   ·   · ············ 太溪穴

图11-1 补血穴位之血海穴

血无权血妄行"，说明它还有引血归经、治疗血症的功效。其实在古代，人们就在不经意间发现刺破这个地方可以祛除人体内的瘀血，并促生新血。

血海穴与月经有一定的关系。它是女性调血的大穴。如果女性的月经量过多或者不足，都可以通过血海穴来调理。女同志在来例假的前几天开始按摩血海穴，再配合着按摩三阴交穴和太溪穴，可以非常有效地控制痛经和经量过多或者过少的情况。如果在痛经的同时还会呕吐，可以在按摩血海的同时，按摩足三里，能够立刻缓解痛苦的症状。如果觉得按摩需要耗费比较大力气的话，可以用双手拍打血海穴，每次拍打 10 秒，连续拍打三五次，可以有效治疗月经不调和痛经，以及因为气血瘀滞引起的肥胖等症。每天上午 9~11 点刺激效果最好，这个时辰是脾经经气旺盛的时候，人体阳气处于上升趋势，所以直接按揉就可以了，每侧3 分钟，力量不宜太大，能感觉到穴位处有酸胀感即可，要以"轻柔"为原则。晚上 9~11 点再进行艾灸，效果更佳。

有关节痛的患者，也可以按摩血海穴。因为脾经正好经过膝盖，而血海穴恰好位于膝盖上方外侧，按摩血海穴刺激脾经，就可以使膝盖部位气血充盈，气血通畅可以有效缓解疼痛和其他的症状。

第二节 天枢穴

天枢穴在肚脐左右 2 寸开外的地方，是对称的两个穴位（图
11-2）。因为跟胃经与大肠经的关系密切，所以经常按摩此穴，
可以使胃经和大肠经保持活络，促进胃经内气血的循行，帮助气
血由胃经源源不断输送至大肠经。当胃经气血充盈时，消化食物

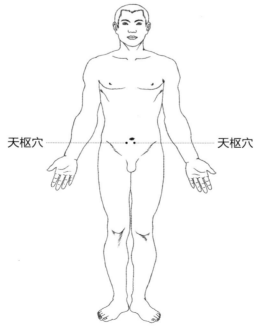

天枢穴 .... 天枢穴

图11-2 补血穴位之天枢穴

的功能增强，就可以给生血系统提供足够的精微物质，为补血提供最基础的动力。而大肠经的气血充盈，可以保证身体的循环、排泄机能正常，既能止泻又能通便，保持肠道的清洁。女同志可以多按摩天枢穴，它可以帮助清洁肠道，使自己免受"毒素"的困扰。

按摩时，用双手的拇指顶在左右两边的天枢穴，先做下压的动作，力度要适中，然后由外向内打圈，揉动穴位。每天按摩100 ~ 200下。按动时不要用力过猛，一般揉动超过50次，就能听到腹中肠鸣，并且天枢部位的皮肤发热。这就是改善肠胃气血的过程。

第三节　关元穴

　　关元穴是全身三大强壮要穴（足三里、关元、气海）之一，古人有"针必取三里，灸必加关元"的说法。关元穴，是人体元阴和元阳的交会处，在古代，"元"通"玄"，关元，也就是"玄关"的意思，"玄窍开时窍窍开"，玄关是道教丹道养生中最重要的名词。由此，关元穴也成为古往今来许多养生学家修养精气神的要穴。刺激关元穴，可以提高脾胃生化气血的功能，从而起到补血的作用。

　　关元穴，是任脉上的穴位，也是小肠的募穴，可以统治足三阴经以及小肠和任脉的疾病。中医认为，关元是"男子藏精，女子蓄血"之处。因此，按摩关元穴，尤其可以调养女子的气血。因为小肠也具有造血的功能，而关元是小肠的募穴，故坚持按摩关元可以促进小肠的造血功能，从而起到补血的作用。

　　注重养生的人们可以多按摩关元穴，对打通全身的经络非常有用；而女士们可以经常按摩一下关元穴，可以美容并延缓衰老。每天用掌心按摩关元穴，可以激发身体的阳气，起到补肾补血的作用。

　　关元穴位于肚脐正下方的四指处（图11-3），每次按摩时，要轻轻按压穴位，每一轮按压 8 下，每次按压 8 轮。腹部是最容易囤积脂肪的部位，不管是对男同志来说，还是对女同志来说，都是如此。腹部之所以比较容易囤积脂肪，就是因为人们工作时总是坐着，这样就非常影响腹部气血的运行。因此，小腹比较肥胖的人可以相对加大按压穴位的力度，这样可以帮助活络腹部的气血，对于消除肥胖的小腹有一定的作用。

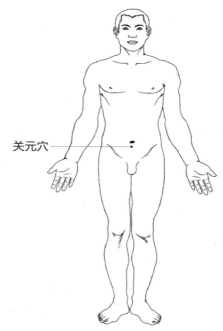

图11-3　补血穴位之关元穴

关元穴

186

第四节　足三里穴

　　足三里属于足阳明胃经上的穴位（图11-4），而足阳明胃经属于多气多血的经络，因此刺激足三里可以旺盛后天之本，使气血生化有源，也就有了补益气血、培补元气的功用。俗语说："拍拍足三里，胜食老母鸡。"老母鸡被公认为具有很好的补肾益精、

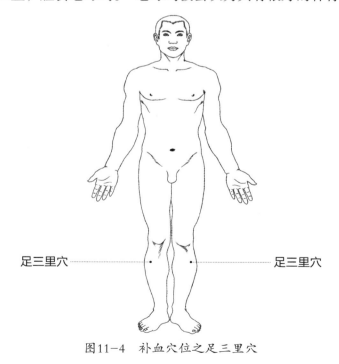

足三里穴 ·········· · 　　· ·········· 足三里穴

图11-4　补血穴位之足三里穴

补血养阴的作用，而常按足三里同样有吃老母鸡的效果，可以补益气血、滋养脑髓。对于由气血亏虚引起的头晕、耳鸣、神经衰弱等病症有非常好的改善作用。胃动力不足的人、胃气虚的人，经常拍打或者按摩、艾灸足三里都会很有帮助，按摩足三里相当于补血。

敲打足三里穴，是保证肝血充足的首选。古人常说"肝藏血"，肝脏就像人体的血库，尤其是晚上睡觉以后，血液会回流到肝脏，净化以后再流向身体的其他器官。对于用眼过度、失眠熬夜而伤肝的朋友来说，敲打足三里不失为一个好办法。伤肝可能会导致血虚，而气血亏虚可以引起各种肝胆疾病，甚至危及全身。

在日本流传着这样一种说法："婴儿灸身柱，促发育；十七八岁灸风门，预防感冒；二十四五岁灸三阴交，促生殖健康；三十以后灸足三里，促长寿；老年时灸曲池，促耳聪目明。"

脾是后天之本，是生化的源泉，是生命的根本。灸足三里，有温中散寒、健运脾阳、补中益气、宣通气机、导气下行、强壮全身的作用。三里之灸能祛病延年，所以自古以来把三里灸叫做长寿灸。因此，灸足三里不但是宣导气机、补益气血的好办法，也是健康长寿的必要之术。

不过，胃酸过多空腹时烧心者，不宜灸足三里，应灸其邻近处阳陵泉穴才有良效。

第五节　三阴交穴

　　三阴交穴是肝、脾、肾交会的穴位，古人常说"脾统血，肝藏血，肾生血"，因此三阴交有调和气血、补肾养肝的功用。人到中年就会开始格外关心健康问题，而因为工作和生活的压力，越来越多深受亚健康困扰的年轻人也开始关注起健康问题。其实，四处追寻养生方法，不如发掘自身的养生潜力。三阴交，就像我们巨大的健康宝库，启动它，就可以保持气血充沛、延缓衰老。经常按摩三阴交穴，可调补肝、脾、肾三经的气血，三经气血调和，则先天之精旺盛，后天气血充足，因而可以达到调补精血、健康长寿的目的。

　　三阴交是脾经的大补穴。脾脏可以保持身体内血液的干净，还能使人体内的水湿浊毒都运出去。每天中午 11 点，脾经当令之时，按揉左右腿的三阴交各 20 分钟，能把身体里面的湿气、浊气、毒素都给排出去。皮肤之所以过敏，患上湿疹、荨麻疹、皮炎等病，都是体内的湿气、浊气、毒素在捣乱。只要按揉三阴交，把这些讨厌的调皮鬼赶出去，不出一个半月，皮肤就能恢复光洁细腻、干净无瑕了。

　　三阴交穴在小腿内侧，脚踝骨的最高点往上 3 寸处（图 11-

5），天天按摩三阴交，可以帮助补血、活血。按摩三阴交，还有
利于保持血压的稳定。当你血压过低或者过高的时候，用力按压
左右两条腿上的三阴交，坚持两三个月，就可以把血压调理到正
常的水平。对于血压偏低的朋友来说，这是一个补血的好办法，
效果比较显著。

190

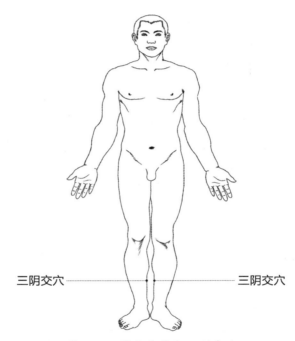

三阴交穴 ————————————•———————————— 三阴交穴

图11-5　补血穴位之三阴交穴

第六节　隐白穴

隐，隐秘、隐藏也；白，肺之色也，气也，本穴内的气血蒸发外出，非常隐秘，不易被人察觉，由此而得名隐白。隐白是脾经上的第一个穴位，在脚部大趾的内侧，在趾甲旁边一点的位置（图11-6），是足太阴脾经脉气所发，脾脏是统摄血液的，因此

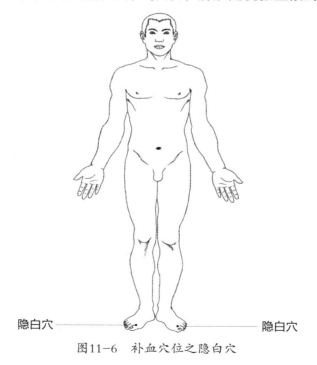

隐白穴 .... 隐白穴

图11-6　补血穴位之隐白穴

按摩隐白可以健脾统血。也就是说，隐白穴最显著的作用就是止血。比如，鼻子流血，或者是女性的月经量过多，或者月经周期过长，都可以通过按摩或者灸隐白穴来解决。

　　隐白是脾经上的井穴，井穴的意思就是"汲养而不穷"。按摩隐白，就可以刺激脾经，促进气血源源不断地生化。"太阴根于隐白，名曰阴中之阴"，故而，隐白是女性补血的大穴位。我工作过的保健公司的前台是位小姑娘，总是月经量过多，多的时候，常常会把裤子弄脏，弄得整个人非常尴尬，每次都是吃些益母草挨过去。而且她还不好意思去医院检查，虽然身边来来往往都是些医生，她也不好意思问问。后来，我无意中发现了这个情况，就在她月经开始前免费为她灸了几次隐白穴，并嘱咐她在经期自己多按摩隐白穴，但每次按压时间不要太长，按压力度也不要太大，这个穴位按压时的痛感还是很强的。

第七节　髀关穴

　　髀关穴，髀，指的是股、大腿，说明此穴的位置（图 11-7）；关指关卡。顾名思义，髀关说的是胃经中的气血所包含的脾土微粒在此穴周围沉降。多按此穴可以健脾除湿，固化脾土。关于此穴的用法，古人有"寒则补而灸之，热则泻而用针"的说法。

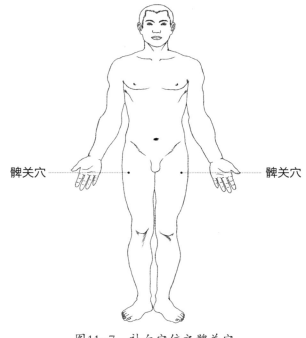

髀关穴 ……………　　　　　　　　　……… 髀关穴

图11-7　补血穴位之髀关穴

193

髀关是足阳明胃经由腹部进入下肢的第一个穴位，是小腹之阴与股前之阳交会的地方，是调节下肢胃经的总穴。胃经之脉多气多血，流注到下肢的膝中，是膝部气血的主要来源。针刺髀关，髀关得气，可以导引气血下注到膝部，起到濡养、润滑、驱邪的作用，对治疗膝痛有很好的疗效。特别推荐有关节炎或者有风湿的朋友多按摩此穴位。因为关节炎和风湿都是一些慢性疾病，有些人患上这些病以后，可能一辈子都受其困扰，因此，对付这种慢性骨病，我们也可以用一种温和、持久和有效的方法，而坚持按摩髀关穴，活络膝关节部位的气血，就是减轻疼痛和慢慢治疗疾病的有效办法。

髀关是足阳明胃经上的穴位，可以理气和胃，治疗胃痛。针刺髀关可以行气活血，通经活络。有老胃病的朋友，可以坚持按摩足三里，并配合按摩髀关穴，对于理气和胃、减轻腹胀和不适感有很好的效果。

另外，臀部和大腿部比较肥胖的人，可以多按按髀关穴，对减肥有不错的效果。

第八节 下关穴

　　下关穴离耳朵比较近，属于足阳明胃经的面穴，也是胆经和胃经的交会穴，因此，可以通治这两条经络。关指的是机关，意思是"开阖之枢机"，因为本穴位的位置在颧骨弓下（图11-8），并与上关穴相对，因此被称为下关穴。因为胆经经过此穴，所以

下关穴 ⁃⁃⁃⁃⁃⁃⁃⁃⁃⁃⁃⁃⁃⁃⁃⁃⁃⁃⁃⁃⁃⁃⁃⁃　　　　　　　　　　　　　⁃⁃⁃⁃⁃⁃⁃⁃⁃⁃⁃ 下关穴

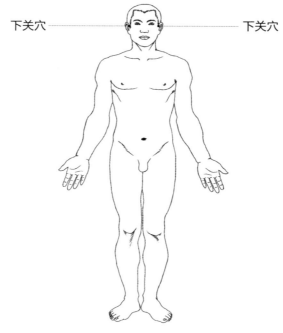

图11-8　补血穴位之下关穴

它有通经利窍、舒经活血、促进新陈代谢的功效。

下关穴是治疗牙痛的必按之穴。对于肾虚缺血或胃火导致的牙痛，按摩下关穴有很好的治疗作用。那么，怎样才能判断是哪种牙痛呢？如果是牙齿隐隐作痛，时疼时不疼，而且日久不愈，又有牙龈萎缩、牙浮齿动、腰膝酸软症状的话，这通常就是肾虚缺血导致的牙痛。肾主骨，所以，肾虚会反映在牙齿上，而肾血虚的话，就会出现牙齿松动或者牙龈萎缩的情况。而按摩下关穴就可以通经利窍、舒经活血，改善肾血虚的状况，从而可以从根本上治疗牙齿的疼痛。按摩时，以按摩下关穴为主，同时配合按摩颊车和肾俞。

如果是胃火上升导致的牙痛，那么症状就会是牙痛剧烈、牙龈红肿、腮部肿起、口渴口臭、咀嚼困难。遇见这种情况，就要按摩下关穴，因为它可以疏通胃经，活络气血，达到促进阴阳平衡，祛除胃火的功效，从而釜底抽薪，治愈胃火型牙齿疼痛。当然，按摩时，也是要以按摩下关为主，同时配合按摩颊车、支沟和胃俞。

第九节　期门穴

　　肝，就像是人体的大血库，而且还负责每天化解毒素、洁净血液的工作，可谓肩负重任。中医有"肝者，罢极之本"的说法，意思就是说肝脏是耐受劳苦的这么一个脏器。要呵护肝脏，避免肝血虚，可以多按按期门穴和章门穴。期门穴是肝经气血的汇聚点，只要打通了期门穴，也就开通了肝经，不但可以舒肝气、换来一个好心情，还能够改善肝脏的藏血功能。

　　期门穴，别名肝募，意思是募集肝经之气血。它的位置是在胸肋侧面（图11-9），如果按照腹为阴、背为阳的说法，那期门穴就是处在一个既不属阴又不属阳的位置，而人体的气血非阴即阳，那么从逻辑上讲它所募集的气血物质非阴非阳，也就是说，它很难募集到气血。到了期门穴，肝经的循行已经结束，肝经的气血经过一路循行，输布给各个穴位，到了终点，也就是期门穴之处，气血已经所剩无几。因此，如果肝血不足，期门穴的气血就会更加不足；如果肝经气血充盈，那么期门得到的气血就会相对可观一些。可见，期门穴的气血是非常不稳定的，它会根据周围环境的变化而改变。故而，只要打通了期门穴，使期门穴气血充盈的话，那么相应的，肝经就绝不会出现血虚血亏的状况了。

期门为足太阴脾经、足厥阴肝经、阳维经诸经之会，可见此
穴的重要。

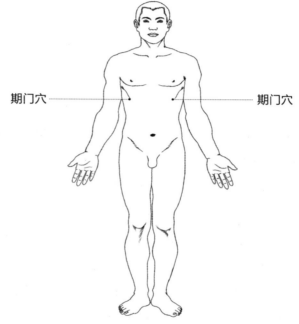

期门穴 ---------   --------- 期门穴

图11-9　补血穴位之期门穴

第十节　章门穴

　　跟期门穴一样，章门穴也是募穴，它属于足太阴脾经，是脾经的募穴，也是人体八大要穴之一，为脾经气血出入内脏的要地，揉按章门穴，也是促生脾血的好办法（图11-10）。

　　章门穴还是足厥阴、带脉会合之处，是五脏气血的汇聚点，

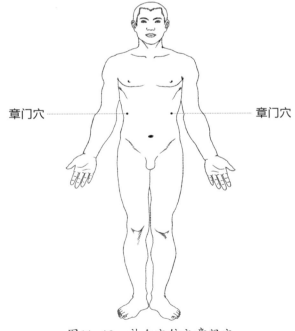

章门穴 ———————————————— 章门穴

图11-10　补血穴位之章门穴

也是通往五脏的门户，地位很重要。所以，你只要揉按章门穴这个穴位，就可以调节五脏的气血，使五脏之间相互协调。

另外，脾脏不好的人按揉章门穴会有不同程度的痛感。按摩章门穴可以舒肝健脾。

我曾经用灸章门的办法治好了一位女病人，她经常胸肋胀痛，吃东西不注意就会有很严重的胃痛，而且脾气非常急躁，总是不由自主地叹息。她的脉很弦，肝上有火，舌苔黄薄，体内有热，其实，这都是肝气郁滞造成的。她脾气急，容易发火动怒，怒则伤肝，肝气不舒。我就让她用艾条灸章门、期门、足三里和内关，这有利于协调五脏，调节肝脏和胃部的气血，从而达到治疗疾病的目的。

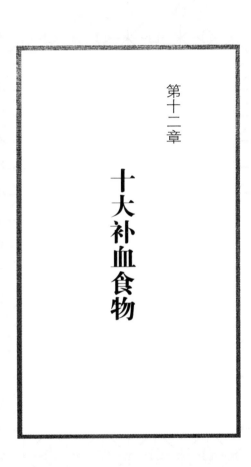

第十二章

十大补血食物

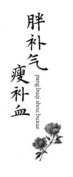

胖补气
瘦补血
pang buqi shou buxue

202　　　　气和血是人体最重要的物质，血液内养脏腑，外濡皮毛筋骨，维持脏腑器官的正常运作。如果血虚就会导致全身性的虚弱，面色无华，头晕目眩、健忘失眠、女子月经不调等。改善血虚状况，须从改善饮食做起。因为血液本就是脾胃运化水谷而成的。中医讲究"以形补形，以色补色"，因此，有些食物会比其他食物更有利于血液的生成。这一章，我们就讲讲十种常见的补血食物。

第一节　黑芝麻

不同颜色的食物与人体五脏六腑有着阴阳调和的关系，比如，白色入肺，黄色入脾，黑色入肾。如何选择可以补血的食物呢？其实，有一个最简单的秘诀，那就是，黑色和红色的食物多有补血的功效。黑色的食物入肾，有助于肾藏精纳气。中医认为，肾藏精，精生髓，髓化血，因此，血的根本也在于肾。多食黑色的食物，则可以帮助生化血液，对补血有着非常明显的功效。至于红色食物补血，理论则是源于"以形补形，以色补色"。我们介绍的这十种补血食物大都具有这一特点。

一般来说，白芝麻用来榨油，黑芝麻多用于制作食物。我们这里所说的芝麻补血指的就是黑芝麻。芝麻味甘、性平，入肝、肾、肺、脾经，有补血明目、生津通乳、益肝养发的功效。芝麻在消化以后，其精气入脾经、肾经和肝经，而这三条经络所对应的脏腑是"血之长城"（脾、肾、肝、心）中的三个脏腑，因此食用芝麻，可以促进肾生血、肝藏血和脾统血的功能。

"肝受血而能视"，食用芝麻可以保护肝脏，促进"肝受血"，具有明目的作用，是不可多得的上品食物。芝麻对于治疗血虚引起的头晕、低血压、低血糖、身体虚弱、贫血面白、产后少乳等问题有很好的效果。

第二节　红枣

天然的红色食品有助于补血，红枣可以说是这种食物的代表之一。

红枣素称"百果之冠"，它性平、无毒，味道甘美，具有补中益气的作用，可以养胃健脾、补血安神，又能滋润心肺、调和营卫、促生津液、通关开窍、助益十二经络。这一连贯的作用，可不是溢美之词，如果用大家最熟知的营养学词语来衡量的话，就是红枣里面富含多种维生素，比如维生素 A、维生素 C、维生素 B2 等，其中维生素 C 的含量是柑橘的 7 ~ 10 倍，是苹果的 75 倍；而且红枣里还含有 36 种微量元素和 14 种有益人体健康的氨基酸，的确当得起"百果之冠"的美誉。

红枣一向都是民间推崇的补血佳品，"要想身体好，一天三颗枣"。红枣味甘，归脾胃经，养护肝脏。说来也神奇，大名鼎鼎的养肝汤就是以红枣为材料做成的。选七颗红枣，洗干净后，用小刀在红枣上竖着割开小口，这样比较方便里面的养分渗出来。将烧开的沸水直接冲在装有红枣的碗里，浸泡 8 个小时以上，然后隔水蒸 1 个小时。很多女性都为肝血虚或肝郁所困扰，比如心神不宁、胸肋胀满、难以安眠等，服用养肝汤就可以达到养血安神、舒肝解郁的功效。而有些医生大力推荐准备剖宫产的孕妇喝养肝汤，是因为红枣可以帮助解除药毒，减轻烈性药的副作用，削弱麻药的毒性，从而保护肝脏。

红枣有很好的滋养血脉的功用，对于贫血、面白、气血不正等都有很好的调养作用。想要美容的人，可以多多利用红枣，在食用红枣上做文章。

第三节　猪肝

猪肝是最理想的补血食物之一。

中医讲究以形补形，肝脏是具有藏血功能的重要脏器，因此食用动物肝脏可以补肝养血。猪肝味甘、苦，性温，归肝经，食用后有助于增强肝藏血的功能。而且猪肝含有丰富的铁元素和磷元素，是造血不可或缺的原料，也是治疗缺铁性贫血的重要食物。

患有血虚证或者缺铁性贫血的人平时可以多吃点猪肝炒菠菜，因为猪肝中含有造血必需的微量元素，而菠菜中也含有丰富的铁元素，对改善气血亏虚以及缺铁性贫血有很好的作用。而且这道菜是荤素搭配，有双重的补血养肝作用。

第四节　藕

　　"荷莲一身宝，秋藕最补人"，荷莲全身都是好东西，其中，以莲藕最好。《本草纲目》将其称之为"灵根"。

　　藕性温和，鲜藕止血，熟藕补血。莲藕，生吃可以清热凉血，止血散瘀，熟吃还可以健脾胃、养血。新鲜的生藕榨汁食用，有很好的止血作用。有口鼻出血的病人，可以紧急服用新鲜的生藕汁，有迅速止血的作用。血友病患者，也可以多吃生莲藕。《随息居饮食谱》中是这么评价莲藕的："甘平，生食生津，行瘀，止渴除烦，开胃消食，析酲。熟食补虚，养心生血，开胃舒郁，止泻充饥。以肥白纯甘者良，生食宜鲜嫩，熟食宜甘老，用沙锅，桑柴缓火煨极烂，入炼白蜜，收干食之，最补心脾。"

　　男人要多吃韭菜，女人要多吃藕，民间就有"男不离韭，女不离藕"的说法。因为女性的生理特点，血虚的情况比较多见，因此，女性多吃莲藕自然也就顺理成章。但女子月经来潮期间和素有体寒痛经的人不宜生吃莲藕。而糖尿病患者不宜熟吃莲藕或者藕粉。

第五节　胡萝卜

胡萝卜味甘、辛，性平，"生微辛苦，熟则纯甘"，入脾、胃经和肺经，是补血和改善肾虚的上好食物，故又有"土人参"之称。胡萝卜能够补血养肝、健脾化滞、补中下气，尤其能够改善肝血亏虚引起的视力下降、夜盲症等病症。而且对于脾虚食滞引起的消化不良和呃逆也有很好的改善作用。

胡萝卜含有丰富的维生素以及铁元素和胡萝卜素，后两者对补血非常有助益。胡萝卜还有益肝明目、健脾除疳、利膈宽肠的作用。胡萝卜中含有的胡萝卜素在身体中可以转化为维生素 A，而维生素 A 是肝脏重要的营养素，可以帮助修复肝脏组织细胞，因此，长期熬夜、饮酒或者肝脏负担重的人，都应该多吃些胡萝卜。而且胡萝卜还可以健脾除疳、帮助消化，对脾胃虚弱造成的消化不良有很好的效果。因为有护肝健脾的作用，可见胡萝卜对养血、补血功不可没。

有的人觉得胡萝卜对身体好，那就吃吧，可每次都是洗干净以后，咔咔地生吃了，其实，这样吃胡萝卜不能充分发挥它的作用，营养也不能被完全吸收。胡萝卜是脂溶性食物，因此熟吃或者搭配脂肪类的食物吃比较容易被身体吸收。

第六节　桂圆肉

　　桂圆肉，也就是龙眼肉，俗称"南国人参"，是民间传统的补血佳品。其味甘、性平，入心经和脾经。科学研究发现，桂圆肉里含有葡萄糖、胆碱、酸类物质，还含有蛋白质和脂肪。它可以益心脾、补血气。对气血不足、心血亏虚、心悸失眠都有疗效。因为有养气血的作用，在我国的南方地区，多有妇女在产后食用桂圆补益身体的习俗。

　　如果是心脾气血双亏，面色无华，疲乏无力，没有食欲，大便发溏，可以用桂圆和红枣一起煮粥来补益心脾气血。材料很简单，用桂圆肉 15 克、红枣 15 克、粳米 100 克、白糖适量就可以了。先将桂圆肉和红枣洗净，红枣可以把核去掉，连同粳米一起放在锅里，加入适量的清水，用大火煮开后，再用小火慢慢煮上 10 分钟，然后关上火，让粥在锅里焖上十几分钟，按照自己的口味，加入适量的白糖即可。每天早晚各吃一次，连续服用一星期的时间。

　　如果是记忆力减退，晚上失眠，还容易感到恐惧，这是心血不足的表现。有这种情况的朋友，可以自制点桂圆膏吃。方法如下：

　　准备桂圆肉 500 克，白糖 500 克。先把桂圆肉捣烂，跟白糖搅拌均匀，隔水蒸熟，成膏状。每天早晚服用 1 小勺即可，用温开水送服。

第七节　黑豆

　　黑豆，又叫黑小豆，味甘、性温、无毒。黑豆所化的精微，入心、脾、肾三经，可以助益肾生髓化血，也可以增强脾胃的运化功能，为肾脏提供更多可以贮藏的精气，因此，有补肾滋阴、补血明目的功效。肾虚、血虚的朋友，多吃些黑豆，可以从根本上改善肾血虚的状况。

　　所谓补血，主要是针对女性朋友来说的。从中医的角度来看，女子以血为本，气血是美容最重要的根本。气血充足的人，就会面色红润，毛发、指甲饱满亮泽；而且气血充盈的人往往思维清晰、精力旺盛、记忆力好。可以说，补血是女性修养调整自身的根本。

　　科学研究发现，黑豆含有丰富的维生素、蛋黄素、核黄素、黑色素，因此被称为"生活素"的激素。其中维生素 E 的含量是肉类的 7 倍以上，经常食用黑豆可以防老抗衰、增强精力和活力。

第八节　黑木耳

　　黑木耳俗称"木耳"，是生长在朽木上的一种食用真菌，因其形似人耳、颜色黑褐而得名。我国人工栽培黑木耳已有1000多年的历史，因为黑色入肾，故黑木耳也是补肾生血、久负盛名的滋补品。

　　黑木耳除含有蛋白质、脂肪、糖类外，还含有钙、磷、铁等矿物质以及胡萝卜素、维生素 B_1、维生素 B_2 等多种营养成分。其中，尤以铁的含量最为丰富，每100克中含185毫克，比叶类蔬菜中含铁量最高的芹菜还要高出20倍；比动物性食品中含铁量最高的猪肝高出近7倍，故被誉为食品中的"含铁冠军"。另外，它还含有一种植物胶质，这是一种对人体特别有益的天然滋补剂。中医认为，黑木耳味甘性平，具有养阴补血、润肺明目等功效，主治崩中漏下、痔疮出血、高血压、血管硬化、便秘等症。科学家实验证明，它有减低血液凝块的作用，因而对于冠心病和脑、心血管疾病患者颇为有益。

第九节　乌鸡

乌鸡，是药食两用的佳品。在唐朝，乌鸡被当作丹药的主要成分来治疗所有妇科疾病。《本草纲目》认为乌骨鸡有补虚劳羸弱，治消渴，益产妇，治妇人崩中带下及一些虚损诸病的功用。著名的乌鸡白凤丸，是滋养肝肾、养血益精、健脾固冲的良药。

与一般鸡肉相比，乌鸡含有10种氨基酸，其蛋白质、维生素 B_2、维生素 E、烟酸、磷、铁、钾、钠的含量更高，而胆固醇和脂肪含量很少，难怪人们称乌鸡是"黑了心的宝贝"。乌鸡是补虚劳、养身体的上好佳品。家鸡肉性温，乌鸡肉性平，相比较而言，乌鸡肉偏于清补，所以有"养阴退虚热"的作用。而家鸡肉偏于温补，所以有"多食生热动风"和"善发风助肝火"之弊。

乌鸡连骨（砸碎）熬汤滋补效果最佳。炖煮时不要用高压锅，使用沙锅文火慢炖最好。

乌鸡汤有健运脾胃、补益气血的作用。乌鸡汤甘温、补虚损、养阴血，但不是人人皆宜，容易上火者不能长期服用。此汤大补气血，对阳虚、气血两虚之人宜之。但也不能吃太多了，一个月最多两次，营养要均衡才行。

第十节　红糖

在日常生活中，人们一般都认为红糖适合月经不调和刚生了孩子的女性食用。其实红糖更适合老人，特别是年老体弱、大病初愈的人吃。

中医认为，红糖性温、味甘、入脾，具有益气补血、健脾暖胃、缓中止痛、活血化瘀的作用。尤其是老年人对各种微量元素和维生素的摄入逐渐减少，平时应注意在饮食中补充，以维持正常代谢功能，延缓衰老。所以专家建议，老年人在吃糖时，应多选择红糖。但是，并不是所有人都适合吃红糖。中医认为红糖性温，适合怕冷、体质虚寒的人食用。另外，胃酸高的人，包括糜烂性胃炎、胃溃疡引起的胃痛及糖尿病患者都不宜食用红糖。

《本草纲目》中"砂糖"条下记载：砂糖"和脾缓肝"，"补血，活血，通瘀以及排恶露"。中医营养学认为，性温的红糖通过"温而补之，温而通之，温而散之"来发挥补血作用。中医认为妇女产后身体多瘀，且八脉空虚，每致腹痛。凡偏瘀者，医生常处以生化汤、失笑散或金铃子散，并嘱在药煎好后以红糖调服，目的在于利用红糖"通瘀"或"排恶露"的作用而达到止痛的目的。"女子不可百日无糖"指的就是红糖。曾有一个女青年，因长期患病，

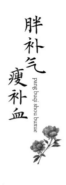

身体瘦弱，体重不足 50 千克。她怀孕后思想负担很重，担心自己承受不了，经采用中国传统的食疗方法，设计以温热补虚寒的"对证之食"——给她吃糯米酒酿卧鸡蛋以及加有红糖和芝麻的小米粥等食物，结果不仅产下了健康的婴儿，而且身体比产前还结实健康，她产后坚持哺乳，婴儿也发育良好，活泼健康。

附 录

胡教授的养生秘方

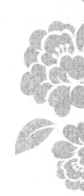

一、荷叶降血脂

血脂高的人常常会有这样的苦恼，他们去找西医，西医说："吃点药吧！"紧接着，又会强调，"你要注意，这个药有副作用，对肝脏和肌肉都有影响。"于是，病人便不知所措了。

有没有一种方法，既能降血脂，又没有太大的副作用呢？我现在就向大家推荐一个偏方：荷叶泡水。

荷叶就是荷花的叶子，一般的中药店都有卖，用它来泡水喝，几个月时间，你的血脂就会明显降下来。我用这个方法让很多血脂高的人恢复了正常。

有一位病人的血脂非常高，经常头晕、胸闷、心悸，我建议他每天用荷叶泡水喝，不到三个月，他的血脂指标就恢复了正常。

中国人民解放军一零四医院曾做过一个临床调查，他们用荷叶煎剂来治疗47位高血脂症患者，疗程为20天，结果降血脂的总有效率高达91.3%。

荷叶为什么会有如此神奇的功效呢？原来荷叶性凉，归心、肝、脾经，具有健脾升阳、散瘀止血的功效，据科学家研究发现，荷叶中的有效成分是荷叶碱和莲碱，这些物质能直接扩张血管，降低血脂。上海一家制药厂与中山医院曾将荷叶中提取的生物碱及黄酮成分制成浸膏片，临床应用证实，此浸膏片具有明显的降血脂作用。

二、小孩大便不通，喝一听杏仁露

小孩几天不拉大便，家长就会忧心忡忡，的确，小孩大便不通，各种疾病就会找上门来。有医学专家研究证实，人体免疫力 70% 都集中在肠道。肠道不畅，免疫力下降，人就容易生病。我向各位家长推荐一个十分简单的方法：孩子大便不通，让他喝一听杏仁露。

邻居家的小孩几天不拉大便了，爷爷十分着急，又不敢给他吃药，正巧碰上了我。我对爷爷说："去买一听杏仁露给孩子喝吧！"不一会儿，爷爷就带着孩子登门道谢。爷爷说："真是太神奇了，孩子一喝完杏仁露就嚷着要上厕所，肠胃一下就通了。"

一些人可能不理解，为什么杏仁露会有这么大的作用呢？我来给大家讲一讲，小孩大便不通，实际上是身体内的气机不畅，人体内应该是肝脾之气上升，肺和胃气下降，如果气机不升不降，憋在那里，小孩就拉不出大便。我常将这种情况比喻为人体的相持阶段，就好比两个人打架，双方都用力扭在了一起，谁也动弹不了，这时就需要借助一点外力了。杏仁露中的杏仁，最大的作用就是降肺气，肺气一降，僵局就被打破了，这就像打架的双方被拉开了一样，肝脾之气重新开始上升，胃气随着肺气重新开始下降，这样一来，大便就通畅了。

对于几天不拉大便的小孩来说，杏仁露就像是万事俱备之后只欠的东风，所以，孩子一喝完，马上就会上厕所，其效果非常显著，古人形容说：覆杯则愈，就是刚把杯子放下，病就被治好了。

就我的经验来看，这话一点不假！

三、苏叶泡脚可驱散感冒

人受了风寒之后，开始打喷嚏、流清鼻涕，眼看就要感冒发烧了。这时，可以用苏叶熬水泡脚，具体方法是：抓一把苏叶，放在开水里煮上 1 分钟，然后兑入凉水，等到温度适当时，将双脚泡入其中，时间大约半小时。泡脚时，你会感到有一股热气从脚下一直往上升，随着这股热气的上升，身上的寒气一点点消退；等到全身出汗之后，你会发现自己鼻子通了，清鼻涕也没有了，感冒不知不觉就消失了。

小小苏叶为何有如此奇效呢？原来，苏叶性温，具有发表、散寒、理气的作用，用它熬水泡脚可以驱散身体表面的寒气，防止寒气进一步侵入身体。所以，每当感冒初起之时，我都建议用苏叶熬水泡脚，效果很好。如果此时不驱散寒气，等寒气深入身体，引起发热，就很难处理了。

四、泡李子是治腹泻的灵丹妙药

用泡李子来治疗腹泻，这是中南海的一位老领导教我的方法。

这位老领导是四川人，他说在四川的一些地方，家家户户都有做泡菜的习俗。每年夏天李子成熟之季，人们便会将一些李子放入泡菜坛内，泡上个一年半载。有人腹泻，从泡菜坛中捞出一个泡李子来，吃完之后，腹泻立刻就会痊愈。

我自己尝试过这个方法，的确是立竿见影。记得有一次腹泻，我没有吃药，只是吃了一枚泡李子，"哇，那味道真是酸死了"。吃完之后，便开始放屁，不到半个小时，腹泻就治好了。而且我还发现，李子泡的时间越长，其效果就越好。

　　泡李子为什么能治腹泻呢？《黄帝内经》中说："辛散、酸收、甘缓、苦坚、咸软。"意思是说，辛味具有发散的作用，酸味具有收敛的作用，甘味具有弛缓的作用，苦味具有坚燥的作用，咸味具有软坚的作用。腹泻是泄，与泄相反的则是收，什么能收呢？这就是酸。泡李子的味道非常酸，酸得令人难以下咽，所以，它能治疗腹泻。

五、凉开水泡绿茶，可以治痛风

　　现在生活好了，有痛风的人也多了，原因很简单：含嘌呤的东西吃多了，导致尿酸升高，又不能通过尿液排出去，沉积在哪里，哪里就会出问题——沉积在关节，就会关节痛，还有可能发展成关节炎；沉积在心脏和耳后，就会形成结节；沉积在肾脏，还可能引起肾结石。

　　我有个病人，他挺年轻，跟妻子到新疆去探亲，在那将近一个月的时间里，主要吃肉，蔬菜吃得很少，结果，半个月下来，他的手腕肿得比原来粗出一圈，手指也伸不直了，疼痛难忍。我就让他用凉开水泡绿茶，晚上泡了早上喝，早上泡了晚上喝，一天喝两次。这样，坚持了几天就见效了。当然，同时还让他特别注意一些忌口的东西，后面我会说到。

胡教授的养生秘方录　附录

凉开水泡绿茶的具体方法就是，每天晚上睡觉以前，用一杯凉开水泡上绿茶，等到第二天把它喝完。再就是早上泡好，晚饭以后喝，这样一天至少两次。绿茶对排除体内的尿酸很有帮助，而且绿茶当中的黄酮类氧化物质以及茶多酚，对于减轻体内炎症也很有帮助。大家可能会很纳闷，为什么要用凉开水泡茶呢？用凉开水泡茶可以最少地破坏绿茶当中的维生素 C、茶多酚等元素，可以把绿茶对身体的好处发挥到最大。

还有一个病人，身份还比较特殊，他既是我的朋友，也是我的同行——三零一医院的行政部主任。他就深受痛风的困扰，也是凉开水泡绿茶的受益者。他担心西药的副作用，我就建议他用凉开水泡绿茶喝，同样每天喝两次，再配合食疗，就是用薏米 30 克加上百合 30 克煮汤喝，情况很快好转。可到了第二年夏天，他又旧病复发，一瘸一拐，你猜怎样，他很爱喝啤酒，实在熬不住就偷偷喝了几瓶。我告诉他，这次你还用老方法——凉开水泡绿茶，坚持喝，但啤酒是一定要戒的。

痛风是典型的吃出来的问题，所以要少吃嘌呤含量高的食物，比如豆浆、肉汤、动物内脏、小黄鱼、海鲜等，而且一定要戒啤酒。另外，有痛风史的人最好不要吃拉面，不要喝纯净水，重症患者还要忌浓茶、咖啡和醋。

六、"任脉操"延衰老

女人最怕变老，尽管这是一个再自然不过的过程。变老不仅会带来生理上的变化，还会引起心理上的变化。很多女性朋友，一进入更年期就变得"不可理喻"了，身材也开始走样了，各种健康问题也出现了。这就是"更年期综合征"，是女性最怕的事情，也是家人和周围人深受困扰的问题。

五年前，一位女患者因为情绪失调来找我。她是一位中学教师，原本很受学生欢迎，可学生们慢慢发现，她不再像从前那么有耐心了，会因为一些极小的事情发火。比如，学生没把黑板擦干净这样的事情，她也会大发雷霆。学生们有时候半开玩笑地在背后议论，说她"更年期"了。她听到后，很生气，但又不愿意承认这是事实。她来找我的时候，我发现她身上开始出现一些绝经时的反应。于是，我就教她练习按摩法和任脉操。

从中医上来说，雌激素、孕酮等激素属阴，它们的分泌主要依赖于肾脏积累的元气。当肾元气随年龄增长而下降时，就会影响血液、骨质和体液的形成，导致干燥、衰老、骨质疏松等问题。中医认为，保护肾元气，就可以延缓身体的衰老。方法就是按摩太溪穴（见106页，图6-7）和三阴交穴（见190页，图11-5），按摩太溪穴可以保护肾脏和泌尿系统的元气，按摩三阴交则有滋阴补肾的功效。

任脉操，主要是为了刺激任脉，任脉为"阴脉之海"，与各阴脉都有交会，所以刺激任脉可以调节人体的阴经和激素分泌。

练习任脉操，步骤如下：

双脚分开，与肩同宽，膝盖微微弯曲，挺腰收背，头向前倾。双手交叠，掌心向下，覆盖在小腹丹田处。

深呼吸。吸气时，双手在脑后交叉；吐气时，弯腰，双手轻轻下压头部。等头部压到最低时，双手向下摸双脚，要触及脚背。再吸气，双手抓住双脚踝，上身要尽量贴近双腿，最好能碰到膝盖。再吸气时，松开脚踝，上身直起来，双手平举向前，掌心朝下。重复三遍。

222

第一步是为了温暖气海，活跃气血，同时清心养气。第二步的重点是身体下压，使血液倒流，以血冲脉，以达到刺激任脉的目的。刺激任脉，就是保存元气、维持激素分泌水平的最根本的办法，也是延缓衰老的最根本的办法。

七、点商阳穴，祛便秘

吃得下、排得出、睡得着，这是健康的三个基本标准。可真能达到这三个要求，也不容易。比如，排得出这一条，很多人都达不到。老年人因津液分泌减少，肠道干燥，特别容易便秘。而现在，很多年轻人也受到便秘的折磨，相对而言，女性比男性更容易患便秘；但是，随着生活节奏的加快，男性因为工作压力大，熬夜太多，导致阴阳失调而偏有虚实，也成了便秘的受害者。便秘的坏处很多，它会导致头痛、脾气暴躁、痔疮等问题。对于老年人来说，排便困难会导致一些高血压患者血压突然升高，甚至还会导致心肌梗死，所以说，"欲得长生，肠中常清；欲得不死，肠中无滓"。

能够正常地吃喝拉撒，是人们最起码的幸福。我提供两个治疗便秘的偏方——

我建议便秘的朋友们，每天晚上用热盐水泡泡脚。对于活络经脉、消除疲劳、清肠通便是非常有效的。水不要太烫，45℃就可以了，盐放个一两小勺，可以边泡边往里边添加适量的热水，以保持水温。大约泡上20分钟，用毛巾擦干后，把脚包起来，包个三五分钟就可以了。泡脚的通便效果非常明显，因为热盐水可以刺激肾经，使人体津液充足，从而润泽肠道，促进排便。

方法之二，点刺商阳穴（见148页，图9-1）。点刺放血是一种非常古老的疗法了，相传神医扁鹊在百会穴放血治愈虢太子"尸厥"，华佗用针刺放血治疗曹操的"头风症"。点刺一般用三棱针，但如果家里没有三棱针的话，普通的针也可以。首先，要用酒精把针消毒；然后找准食指挨着大拇指这一侧，我们要针刺的部位，就是商阳穴，甲根部向内的线上4～5毫米处，也就是宽如韭菜叶的距离。有便秘现象的时候，按压这个手指通常会觉得非常疼痛。对准商阳穴，迅速刺入，然后迅速拔出，放出少量血液或黏液。左右两手都要点刺。这一办法十分灵验，尤其是当便秘还伴随着太阳穴的跳痛时。点刺商阳穴的频率不能太高，最多每周一次。

如果大家觉得针刺操作起来有困难，也可以用指尖按压商阳穴，一般会有难以忍受的痛感，但只要稍加忍耐，通便效果还是不错的。

八、醋蛋液，促长寿

我听一位广西的老中医讲过一个长寿方子——醋蛋液。那位老中医是位长寿老人，那个地方的人普遍长寿。这个方子我也坚持使用，今年78岁了，身体依然不错。下面，我把这个方子介绍给大家。

找一个阔口的、能伸进手去的玻璃容器，用食醋把洗干净的生鸡蛋浸泡起来，然后把容器密封起来。一星期之后，打开的时候，发现蛋壳已经软软的，被溶解了，只剩下一层膜裹着，这时候，你就把鸡蛋用筷子打开，搅匀，喝下去就好了，每天喝一个或半个鸡蛋的醋蛋液就可以了。

至于醋蛋液促长寿的道理，大抵是这样的：醋可以软化血管，增强肝肾功能；醋跟鸡蛋清、鸡蛋黄一起，能促使它们释放出大量对人体有益的物质，比如抗癌物质、卵磷酶等，很容易就被人体吸收了。而且，醋将蛋壳溶解，变成人体容易吸收的钙质，这种钙进入人体后，有利于维持血钙的动态平衡，能帮助预防骨质疏松等疾病。长期食用醋蛋液，也就使人体保持在一个平衡的状态，所以它有益于长寿。

九、"三个半"保平安

有些人明明头一天还好好的，第二天早上人就没了。你可能觉得奇怪，昨天还一起搓麻将，怎么说死就死了呢？

其实，大多数疾病都是生活方式疾病，其病因和发作都与日常饮食起居有关！就拿猝死来说吧，可能就是早上一起床，起得太猛了，一下子脑缺血或者体位性低血压，有的人就心搏骤停，有的人头晕摔倒。这是针对老年人说的危险情况。而年轻人，也会因为突然从睡梦中爬起来，而头晕恶心大半天。这是常有的情况。所以说，在起床的时候，一定要慢慢起，悠着点儿。

专家建议，在起床的时候，要注意三个"半分钟"：第一个半分钟是睁开眼睛后，不要立马坐起来，先躺半分钟，伸个懒腰，用手按摩面部或者按摩胸腹部，然后再坐起来；坐起来之后，不要立即下床，先坐上半分钟，然后稍微活动一下颈部和手腕；坐上这半分钟之后，还不要急着下床，先坐在床沿上，让双腿自然下垂，坐满了这半分钟，再下床不迟。

一般来说，经过这三个"半分钟"，身体的各个器官也已经"醒"过来了。不会出现急性脑缺血或者体位性低血压，也就减少了猝死和心肌梗死的危险。

除此之外，我还建议大家在起床之后，先伸三个懒腰，再叩齿36次。伸懒腰，可以调节全身的血液循环。而叩齿，则被古人称为"叩天钟"，"齿为筋骨之余，宜常叩击，使筋骨活动，心神清爽"。

最后，再为大家介绍一下"二十四常"，一天到晚，这些动作都要做上几遍，对于调节阴阳、养生保健非常有好处：

头要常凉，脚要常暖；
面要常摩，颈要常转；
耳要常揉，目要常旋；
齿要常叩，津要常咽；
鼻要常通，舌要常卷；
发要常梳，甲要常剪；

腕要常活，指要常弹；

背要常直，胸要常含；

臂要常伸，拳要常攥；

腿要常曲，腰要常弯；

肛要常提，腹要常按；

常理三焦，常通二便。

十、冬瓜皮快速止咳

咳嗽看似平常，有时候也会发展为顽疾，一次感冒的后遗症，可能就会在以后的两个月内咳个不停。要是发生在小孩子身上，要多着急有多着急。这里给大家介绍几个止咳的好办法。

第一个就是：用干冬瓜皮加冰糖煮水喝。用这个办法止咳效果显著。冬瓜皮味甘、性寒，入肺、大肠、胃、小肠经，具有清热、利水、消肿的功效。其实，不用跑到药店去买干冬瓜皮。自己每年都可以预备一些。吃冬瓜的时候，都要打皮的，把打掉的皮晒干。平时可以多储备一些，以备不时之需。把干冬瓜皮放在水里，煮开，然后加上冰糖，再煮开，让冰糖充分溶化。这样就可以喝了。这个办法是我从别人那里学来的，应该说有奇效。

在我的浙江老家，有位乡亲家里的老太太，久咳不愈。吃药、到医院里打点滴，效果都不明显，晚上咳得睡不着觉。后来听人讲了这个偏方，一用立即奏效。后来，我把这个方子给一个女孩子用，也很管用。她有慢性咽炎，每次感冒之后，会咳嗽很长时间。用了这个办法之后，效果很不错。

第二个就是：用罗汉果泡茶喝。中医认为，罗汉果味甘、性凉，归脾、肺二经，有清肺止咳、润肠通便、消肿止血的作用。对治疗肺热咳嗽、咽喉肿痛和肠燥便秘，有很好的效果。可以把罗汉果掰开，连皮带肉一起用热水泡茶喝。罗汉果茶有甜丝丝的味道，不但味道不错，止咳效果也很好。

还有一个民间土方，这个方子在农村很流行，效果也相当不错，尤其适用于小儿百日咳。方法如下：现杀一只活鸡，把苦胆掏出来，用针刺破，把胆汁挤在小勺里，上面加上些白糖，喝下去。事先准备一大杯白开水，喝完胆汁之后，赶紧用水漱一下口，祛除苦味儿。同样的方法，用猪胆汁也可以。动物的胆汁，有消炎作用，可以镇咳祛痰。新鲜的胆汁是浓浓的绿色，味道比较苦，所以也叫苦胆，它能清热通便、止咳平喘。两周岁以上的孩子，每天服用一小勺胆汁就可以了。再小一点的宝宝，这一小勺分两次来用。

十一、丝瓜藤治鼻炎

有鼻炎的人很遭罪，常常觉得头痛；多么香多么臭的气味儿都闻不到；还有永远擤不完的鼻涕，只要一感冒，鼻炎就会犯，很难根治。

我曾经治疗过的一个女孩儿，她读高中的时候患上了鼻炎，总是流黄脓鼻涕，坐在教室里，不停地抽鼻涕，头又沉又痛，没办法集中精力学习，只有在教室外面空气流通好的地方，头痛才会减轻。外人很难体会患者的那种痛苦。

这里，我给大家介绍一个外用的办法，对于治疗鼻炎、缓解症状有十分明显的效果。而且这个方子，我的很多病人都用过，包括上面提到的女孩子。

方法如下：用干丝瓜藤，最好是接近根部的藤，剪下一米左右，烘干以后，碾成碎末；再取明矾 10 克、冰片 10 克，将碾碎的丝瓜藤末跟研细的明矾和冰片调匀。然后找一张干净的白纸，卷成喇叭状的纸筒，用纸筒装取药末，吹进鼻孔里。吹进去之后，就会接连打几个喷嚏。打完喷嚏，鼻子立马就会畅通起来。

这个方子的道理是什么呢？丝瓜藤有止咳、祛痰、平喘的作用；明矾，性寒、味酸涩，具有较强的收敛作用，能够燥湿止痒；冰片能通诸窍、散郁火、开窍醒神、清热止痛，还有排脓的作用。所以，这个办法正好能祛除鼻炎的脓性鼻涕、头痛头晕。

十二、睡前八法

我在中南海工作的时候，很多老首长都非常重视睡前保健，我整理了一部分，供大家参考。

1. 甲端摩手：即两手食指、中指、无名指弯成45度，用指甲端以每分钟 8 次的频率往返按摩头皮 1 ~ 2 分钟。此法可加强供血，增强血液循环，加速入睡。

2. 双掌搓耳：即双掌拇指侧紧贴耳下端，自下而上，由前向后，用力搓摩双耳 1 ~ 2 分钟，此法可疏通经脉、清热安神，防止听力退化。

3. 双掌搓面：即两手掌面紧贴面部，以每秒两次的频率用力缓缓搓面部所有部位 1 ~ 2 分钟，此法可疏通头面经脉，促睡防皱。

4. 搓摩颈肩：即两手掌以每分钟两次的速度用力交替搓摩颈肩肌肉群，重点在颈后脊两侧，1 ~ 2 分钟即可，此法可缓解疲劳，预防颈肩病变。

5. 推摩胸背：即两手掌面拇指侧，以每秒两次的速度，自上而下用力推摩后背和前胸，重点在前胸和后腰部，共 2 ~ 3 分钟即可，此法可强心、健腰、疏通脏腑经脉。

6. 掌推双腿：即双手相对，紧贴下肢上端，以每秒钟 1 次的频率，由上而下顺推下肢 1 分钟，再以此方法顺推另一下肢 1 分钟，此法可解除下肢疲劳，疏通足部六条经脉。

7. 交换搓脚：即右脚掌心搓摩左脚背所有部位。然后用右脚跟搓摩左脚心，2 ~ 3 分钟即可。此法可消除双脚疲劳、贯通气血经脉。

8. 叠掌摩腹：即双掌重叠紧贴腹部以每秒钟 1 ~ 2 次的频率，持续环摩腹部所有部位，重点在脐部及周围，2 ~ 3 分钟即可，此法可强健脾胃，促进消化吸收。

上述八法是无副作用的良性保健方法，如长期坚持，可促进全身代谢，对防病益寿有积极的促进作用。施法时需闭目静脑，心绪宁静，舌尖轻顶上腭，肢体充分放松，1 ~ 7 法可采用坐位操作，第 8 法可仰卧操作，施用八法应紧贴皮肤操作，渗透力越强，效果越好。

八法操作时间共 12 ～ 18 分钟，年老体弱者可施法 12 分钟，年轻体壮者连续施法 18 分钟，施法后肢体轻松，可安然入睡。

十三、生气难受，捶一捶膻中穴

我们中国话里边有个词叫"捶胸顿足"，捶胸，正好捶的是膻中穴所在的部位。《黄帝内经》认为，膻中穴能疏通气机，"膻中者，喜乐出焉"。人生气的时候，捶一捶这个部位，就可以"缓口气"，有效地调解一下情绪。

这个方法其实不是我们发明的，而是我们发现的，为什么这么说呢？你看猩猩，它生气的时候就会哇哇叫着捶自己的胸口，这是人类始祖的近亲的本能的智慧。而我们人也是这样，有些人生气的时候或者懊悔的时候，会不由自主地捶胸顿足，并没有人教我们捶膻中穴可以缓解自己郁积在胸口的气，但我们本能就会这么做。

还有的人在情绪激动的时候会不由自主地去摸胸口，或者感觉自己快要晕倒的时候去按压胸部，这些都是我们的一种自救意识，本能让我们知道该怎么保护自己。人刚刚生气的时候，气在肝经上，所以人会觉得两肋胀痛，但真正暴怒的时候，气就堵在胸口了，也就是膻中穴的位置，既然我们发现了捶打膻中穴的好处，就算当时多生气，也要记得捶打一下膻中穴，这样可以保护自己。

十四、月经不畅，吃几片山楂

月经不畅，是女性朋友的难言之隐，如果问题不是很严重，又不愿意告诉别人和医生，就可以自己调理一下。

月经不畅其实是身体内瘀的表现，而我们日常生活中最简单的活血化瘀的药物就属山楂了。如果有女性朋友也有月经不畅这个问题，比如，经血黑、有血块、痛经，那么，就可以每天吃几片山楂。

山楂的活血化瘀功效，中医前辈多有论述，如《本草经疏》认为：山楂能入脾胃消积滞，散宿血……化饮食，健脾胃，行结气，消瘀血。再如《医学衷中参西录》上说：山楂，若以甘药佐之，化瘀血而不伤新血，开郁气而不伤正气，其性尤和平也。

朋友们吃山楂的时候，最好能配点红糖，这样既能化瘀血又不会伤新血，行郁气但又不会伤到正气。如果有时间熬山楂水喝，那是最好的了，因为生山楂毕竟难消化。记得熬的时候也加点红糖。

十五、反胃呕吐，喝土豆汁

胃病大多是吃出来的问题，也可以"吃回去"。下面介绍一个调理脾胃的食疗方——喝土豆汁。

新鲜土豆榨成汁后可以治胃病，这是个让人听着有点惊讶但效果非常明显的方法。土豆汁能和胃调中、健脾益气，像反胃呕吐、胃痛这些问题，它都能解决。而且，土豆汁对消除胃溃疡、十二指肠溃疡带来的疼痛方面很有效果，原来，新鲜的土豆汁当中含有微量的阿托品，能够缓解胃部肌肉的痉挛，这就是它能够消除疼痛的秘密了。

以前有个患胃食管反流症的病人，久病不好，用西药似乎不见效，后来，他在就诊的时候，旁边的一位女患者给出了个主意：每天早上喝土豆汁。一周之后，这个人的病果然好了，不能不说这很神奇。大家如果用这个办法的话，注意，一定不能用长芽的土豆，因为里面的龙葵素有毒，严重者可以夺人性命；再者，喝的时候要空腹、少量为宜。

十六、十指尖敲桌面，预防老年痴呆

人们常说"十指连心"，但很少有人知道动手指还有保健作用，常用十指指尖敲击桌面，可以预防老年痴呆症。

道理何在呢？十指连心，原本指的是每一根手指上都有经络走过，经络又经由四肢连接到脑袋，心，这里指的就是神思，就是大脑的意思。当我们运动十指的时候，就可以刺激到大脑里面不同的神经中枢，而经常敲击十指，就可以保持经络气血活络，还可以使人神思清明，从而远离老年痴呆症。

敲击的方法如下：双手都要动，先是五指尖同时敲击桌面；然后是五指依次敲击桌面；最后是手指轮番多次敲击桌面。每天坚持多次，就可以预防老年痴呆症。

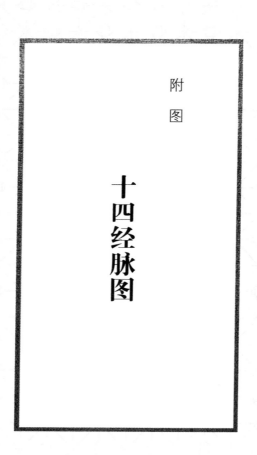

附 图

十四经脉图

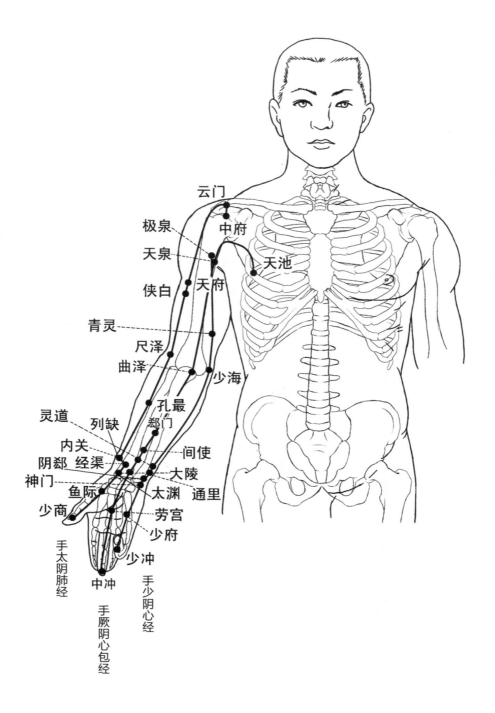

云门
极泉
天泉
侠白
青灵
尺泽
曲泽
少海
灵道
列缺
内关
阴郄 经渠
神门
鱼际
少商

中府
天池
天府

孔最
郄门
间使
大陵
太渊
劳宫
少府
少冲
中冲

通里

手太阴肺经
手少阴心经
手厥阴心包经

图1 手太阴肺经、手厥阴心包经、手少阴心经

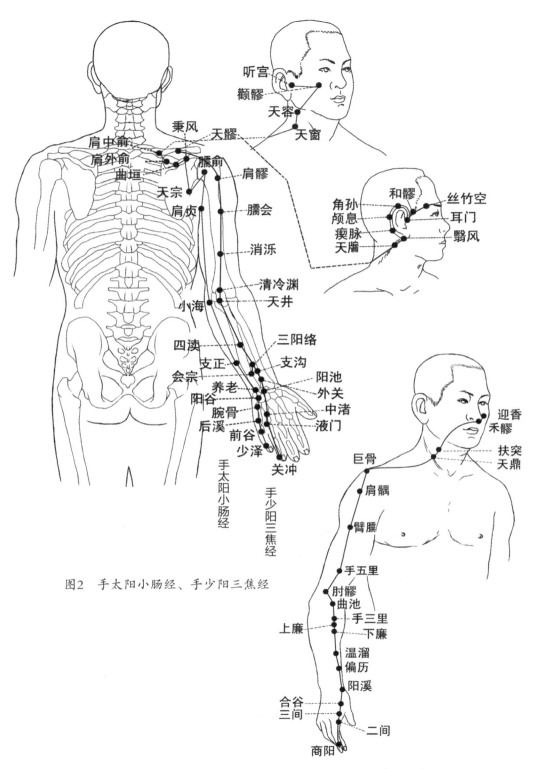

听宫
颧髎
天容
天窗

秉风
肩中俞
肩外俞
曲垣
天宗
肩贞
天髎
臑前
肩髎
臑会
消泺
清冷渊
天井
小海

和髎
角孙
颅息
瘈脉
天牖
丝竹空
耳门
翳风

四渎
支正
会宗
阳谷
养老
腕骨
后溪
前谷
少泽

三阳络
支沟
阳池
外关
中渚
液门
关冲

手太阳小肠经

手少阳三焦经

图2　手太阳小肠经、手少阳三焦经

迎香
禾髎
扶突
天鼎

巨骨
肩髃
臂臑
手五里
肘髎
曲池
手三里
下廉
上廉
温溜
偏历
阳溪
合谷
三间
二间
商阳

图3　手阳明大肠经

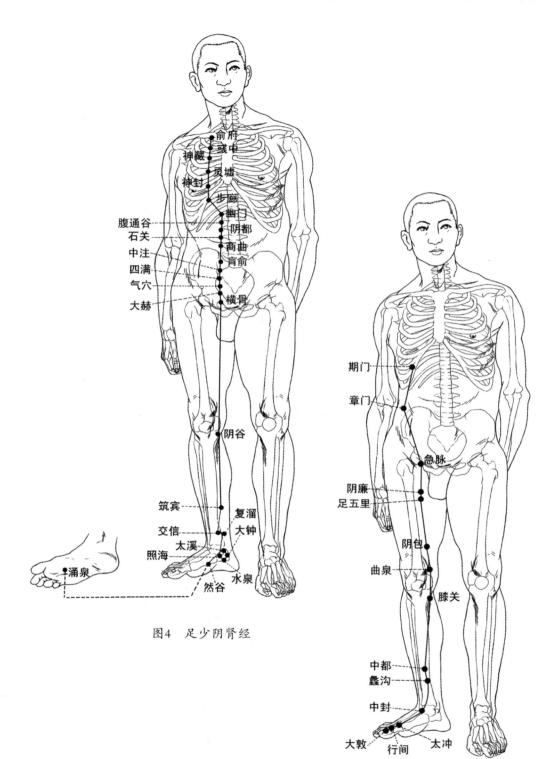

俞府 肝
彧中
神藏
灵墟
神封
步廊
幽门
腹通谷
阴都
石关
商曲
中注
肓俞
四满
气穴
横骨
大赫

阴谷

筑宾
复溜
交信
大钟
太溪
照海
水泉
涌泉
然谷

图4 足少阴肾经

期门
章门
急脉
阴廉
足五里
阴包
曲泉
膝关
中都
蠡沟
中封
大敦
行间
太冲

图5 足厥阴肝经

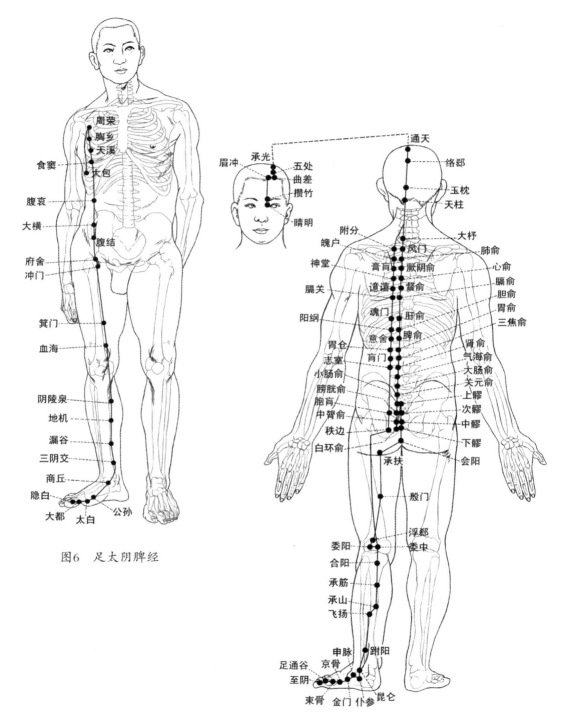

图6 足太阴脾经

周荣
胸乡
天溪
食窦
大包
腹哀
大横
腹结
府舍
冲门
箕门
血海
阴陵泉
地机
漏谷
三阴交
商丘
隐白
大都
太白
公孙

眉冲
承光
五处
曲差
攒竹
睛明

通天
络却
玉枕
天柱

附分
魄户
神堂
譩譆
膈关
阳纲
魂门
意舍
胃仓
志室
肓门
小肠俞
膀胱俞
胞肓
中膂俞
秩边
白环俞
承扶

大杼
风门
肺俞
厥阴俞
心俞
督俞
膈俞
胆俞
胃俞
肝俞
三焦俞
脾俞
肾俞
胃俞
气海俞
大肠俞
关元俞
上髎
次髎
中髎
下髎
会阳

殷门
浮郄
委阳
委中
合阳
承筋
承山
飞扬
申脉
跗阳
足通谷
京骨
至阴
束骨
金门
仆参
昆仑

图7 足太阳膀胱经

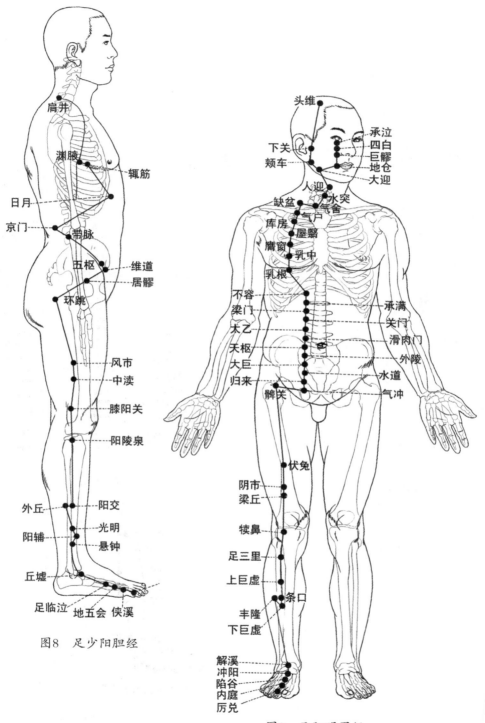

肩井
渊腋
辄筋
日月
京门
带脉
五枢
维道
居髎
环跳
风市
中渎
膝阳关
阳陵泉
外丘　阳交
光明
阳辅　悬钟
丘墟
足临泣　地五会　侠溪

图8　足少阳胆经

头维
承泣
下关　四白
颊车　巨髎
人迎　地仓
大迎
缺盆　水突
气舍
气户
库房
屋翳
膺窗　乳中
乳根
承满
不容　关门
梁门　滑肉门
太乙　外陵
天枢　水道
大巨　气冲
归来
髀关
伏兔
阴市
梁丘
犊鼻
足三里
上巨虚
条口
丰隆
下巨虚
解溪
冲阳
陷谷
内庭
厉兑

图9　足阳明胃经

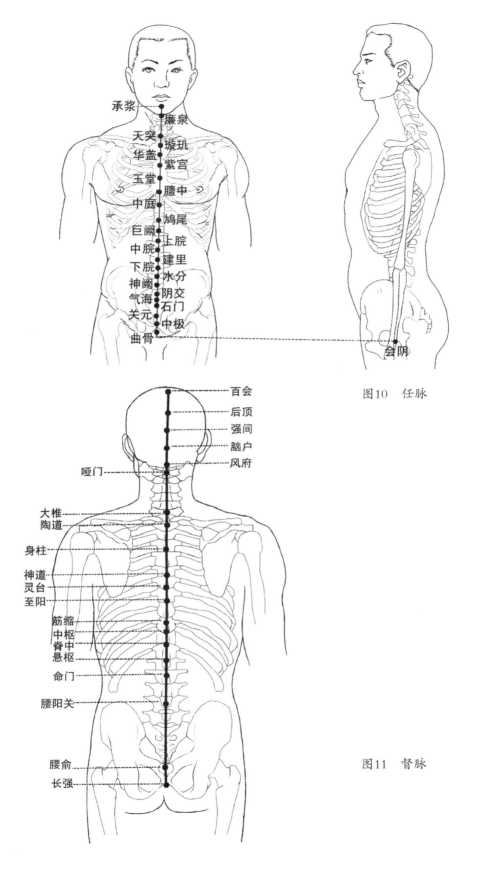

承浆
廉泉
天突
璇玑
华盖
紫宫
玉堂
膻中
中庭
鸠尾
巨阙
上脘
中脘
建里
下脘
水分
神阙
阴交
气海
石门
关元
中极
曲骨
会阴

图10　任脉

百会
后顶
强间
脑户
风府
哑门
大椎
陶道
身柱
神道
灵台
至阳
筋缩
中枢
脊中
悬枢
命门
腰阳关
腰俞
长强

图11　督脉

出版声明

　　本书是胡维勤教授几十年行医经验的总结，目的是为广大读者在保健及治疗常见病方面提供有价值的、可供借鉴的信息。不过，中医讲究"一人一方"，每个人的体质及具体病情各有差异，应该仔细辨"证"，对症入药。如果读者朋友或您的亲友有与书中案例相似的情况，本书确实可以提供有益的参考，但我们还是建议您去咨询有关医生或者前去中医院就诊。

　　特此声明。

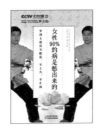

《女性 90% 的病是憋出来的》

罗大伦著 定价：48.00 元

罗博士教你不憋屈，不上火，不生病

本书不仅介绍了身体内的六种郁结，告诉大家如何诊断，如何用相应的方子和方法及时进行调理。还有就是希望通过帮助大家改变认知，来调整内心情绪。当认知改变后，情绪就会变好，而情绪变好后，就能做到不憋屈，不上火，不生病。

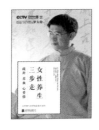

《女性养生三步走：疏肝，养血，心要修》

罗大伦著 定价：48.00 元

女性 90% 的病都是憋出来的
罗博士专为女性打造的养生经

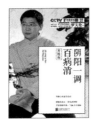

《阴阳一调百病消（升级版）》

罗大伦著 定价：36.00 元

罗博士的养生真经！

要想寿命长，全靠调阴阳。只有阴阳平衡，气血才会通畅。中医新生代的领军人物罗大伦博士，为您揭开健康养生的秘密——阴阳一调百病消。

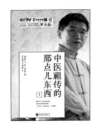

《中医祖传的那点儿东西 1》

罗大伦著 定价：35.00 元

中央电视台《百家讲坛》主讲人、北京电视台《养生堂》节目前主编重磅推出的经典力作！

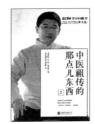

《中医祖传的那点儿东西 2》

罗大伦著 定价：35.00 元

感动无数人的中医故事，惠及大众的养生智慧；一读知中医，两读悟医道，三读获健康！

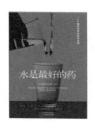

《水是最好的药》

[美] 巴特曼著 定价：35.00 元

一个震惊世界的医学发现！你不是病了，而是渴了！

F. 巴特曼博士发现了一个震惊世界的医学秘密：身体缺水是许多慢性疾病——哮喘病、过敏症、高血压、超重、糖尿病以及包括抑郁症在内的某些精神疾病的根源。

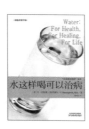

《水这样喝可以治病》

[美] 巴特曼著 定价：35.00 元

《水是最好的药》续篇！

《水是最好的药》阐述了一个震惊世界的医学发现：身体缺水是许多慢性疾病的根源。《水这样喝可以治病》在继续深入解析这一医学发现的同时，更多地介绍了用水治病的具体方法。

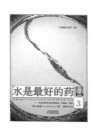

《水是最好的药 3》

[美] 巴特曼著 定价：35.00 元

《水是最好的药》系列之三！

本书是 F. 巴特曼博士继《水是最好的药》《水这样喝可以治病》之后又一轰动全球的力作。在这本书中，他进一步向大家展示了健康饮水习惯对疾病的缓解和消除作用，让你不得不对水的疗效刮目相看。

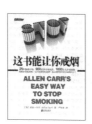

《这书能让你戒烟》

[英] 亚伦·卡尔著 定价：36.00 元

爱她请为她戒烟！宝贝他请帮他戒烟！别让烟把你们的幸福烧光了！

用一本书就可以戒烟？别开玩笑了！如果你读了这本书，就不会这么说了。"这书能让你戒烟"，不仅仅是一个或几个烟民的体会，而是上千万成功告别烟瘾的人的共同心声。

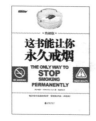

《这书能让你永久戒烟（终极版）》

[英] 亚伦·卡尔著 定价：52.00 元

揭开永久戒烟的秘密！戒烟像开锁一样轻松！

继畅销书《这书能让你戒烟》大获成功之后，亚伦·卡尔又推出了戒烟力作《这书能让你永久戒烟》，为烟民彻底挣脱烟瘾的陷阱带来了希望和动力。

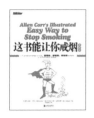

《这书能让你戒烟（图解版）》

[英]亚伦·卡尔 著 [英]贝弗·艾斯贝特 绘 定价：32.80 元

比《这书能让你戒烟》文字版，更简单、更有趣、更有效的戒烟书，让你笑着轻松把烟戒掉。

什么？看一本漫画就可以戒烟？

没错！这不是开玩笑，而是上千万烟民成功戒烟后的共同心声。

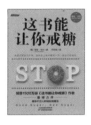

《这书能让你戒糖》

[英]亚伦·卡尔著 定价：45.00 元

销售 1500 万册《这书能让你戒烟》作者重磅力作，惠及千万人的轻松戒糖法

亚伦·卡尔更总结出 12 条戒糖指示，带你洞察糖瘾的真相，通过饮食调整与心理调节，轻松让血糖回归正常水平，并拥有期望的外形。

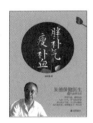

《胖补气 瘦补血（升级版）》

胡维勤著 定价：39.80 元

朱德保健医生的气血养生法！

在本书中，前中南海保健医生胡维勤教授深入浅出地讲述了一眼知健康的诀窍——胖则气虚，要补气；瘦则血虚，要补血。而胖瘦又有不同——人有四胖，气有四虚；人各有瘦，因各不同。

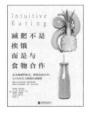

《减肥不是挨饿，而是与食物合作》

[美]伊芙琳·特里弗雷 埃利斯·莱斯驰 著 定价：38.00 元

这本颠覆性的书，畅销美国 22 年

肥胖不仅是身体问题，更是心理问题。

减肥不止是减掉赘肉，更是一次心灵之旅。

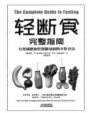

《轻断食完整指南》

[加]杰森·冯 [美]吉米·摩尔 著 定价：49.80 元

有效减肥和控制糖尿病的全饮食法

营养学家、医学博士、生物学教授都在用的健康瘦身法。这样断食，让激素听你的话，帮你减肥。